臨床実践力を育てる！

看護のための
シミュレーション教育

編著
◎
阿部幸恵
東京医科大学病院 シミュレーションセンター
センター長・教授

著
◎
臼井いづみ
千葉大学大学院看護学研究科
附属専門職連携教育研究センター 特任講師

志賀　隆
国際医療福祉大学三田病院 救急部長

髙橋聖子
折尾愛真学園

別生伸太郎
東京薬科大学薬学部 薬学実務実習教育センター 講師

（五十音順）

医学書院

臨床実践力を育てる！ 看護のためのシミュレーション教育		
発　行	2013年8月1日　第1版第1刷Ⓒ	
	2022年2月1日　第1版第6刷	
編著者	阿部幸恵	
発行者	株式会社　医学書院	
	代表取締役　金原　俊	
	〒113-8719　東京都文京区本郷 1-28-23	
	電話　03-3817-5600(社内案内)	
印刷・製本　アイワード		

本書の複製権・翻訳権・上映権・譲渡権・貸与権・公衆送信権(送信可能化権を含む)は株式会社医学書院が保有します．

ISBN978-4-260-01764-0

本書を無断で複製する行為(複写，スキャン，デジタルデータ化など)は，「私的使用のための複製」など著作権法上の限られた例外を除き禁じられています．大学，病院，診療所，企業などにおいて，業務上使用する目的(診療，研究活動を含む)で上記の行為を行うことは，その使用範囲が内部的であっても，私的使用には該当せず，違法です．また私的使用に該当する場合であっても，代行業者等の第三者に依頼して上記の行為を行うことは違法となります．

JCOPY〈出版者著作権管理機構　委託出版物〉
本書の無断複製は著作権法上での例外を除き禁じられています．複製される場合は，そのつど事前に，出版者著作権管理機構(電話 03-5244-5088，FAX 03-5244-5089，info@jcopy.or.jp)の許諾を得てください．

はじめに
学習者中心の教育をめざして

　医療の進展に伴い、現在の看護師に求められるものは多岐にわたる。社会のニーズに応えるために専門職者として身につけておかなければならない技術・知識も膨大だ。

　そのようななかで、これまで教員や指導者は、学生や後輩たちを教え導こうとするあまりに、「いかに教えるか」「いかに彼らの能力を評価するか」という、教師・指導者目線からのアプローチ方法に固執してきたのではないだろうか。

　本来、教育とは、学習者である学生や後輩が看護師としてよりよい方向に着実に育つことをめざすものである。

　ここで看護教育における、よりよい方向やゴールとは何かについて考えてみたい。筆者が考えるところでは、授業や研修で教えた知識を暗記して試験に合格することでも、演習で行われたデモンストレーションを忠実に再現して技術試験に受かることでもない。なぜなら、教師・指導者らが評価を行う場、限定されたそのときにだけ「知っている」「できる」では、ひとりの看護実践者として成長していく過程の学習成果としては、何の意味ももたないからだ。

　学習者が看護師（あるいは看護学生）として出会うであろう患者や家族に対して、彼ら自身の知恵と心、そして身体を使って、エビデンスに基づいた看護を提供できるように導かなければならない。つまり、看護教育がめざすものは、学習者がみずから考え、自立した看護実践が行えるまでに育てることであろう。

　そのためには、学習者みずからが理想の看護師像を抱き、そこに向かって主体的に歩む必要がある。

　かつて、ソクラテスは

「わたしは産むことはできない。産婆である。私は問うことで相手が『自分の考え』を産むのを手伝うことしかできない」

と言った。有名な「問答法（産婆術）」である。彼はみずからは教えず、自分と弟子との会話のやりとり（問答）を通して、弟子たちがみずからの「知や無知」に「気づき」、成長していく手法で弟子を育てた。

このような言葉もある。

"I hear, and I forget. I see, and I remember. I do, and I understand."
（聞いたことは忘れる。見たことは思い出す。体験したことは身につく）

似た言葉で、古代中国の哲学者・老子の格言がある。
（「見つけ出したことは、身に付く」という言葉が付け加わることもある）。

「聞いたことは、忘れる。見たことは覚える。体験したことは、分かる」

　これらの言葉は、学習者自身が経験して身につけたことこそが、彼らの真の学びや育ちにつながることを表している。まさに「学習者中心の教育」を指している。
　そして今、教師や指導者には、「教師中心の教育」に傾きすぎた従来の教育を顧みて、学習者が主体的に学ぶ「学習者中心」の教育への方向転換が、高等教育をはじめとするすべての教育の場で求められている。
　「学習者中心の教育」を展開していくうえで大切なことは、学習者みずからが「学びたい」と思い、みずから、目的をもって成長しようという意思をもつことである。その支援のために、教師・指導者は存在している。
　教師・指導者が「教えなければ」という呪縛から自分の身を解き放ち、「学習者が意欲的に学習するためにいかに自分があるべきなのか」という視点に立つことは、大きな「教育観」のパラダイムシフトとなるはずだ。
　「学習者中心の教育」、それを実現していくための方法はいくつかある。そのひとつが「シミュレーション教育」なのである。
　シミュレーション教育とは臨床でのあらゆる状況、患者の状態を学習者のレディネスに合わせて模擬的に再現した環境での体験型学習である。失敗も成功も含めた学習者のシミュレーションでの体験すべてが、彼らの学びとなるように、教師・指導者が支援しながら学習目標に導いていくものである。しかも、学習者の内側から出てくる学びたいという

欲求、つまり内発的な動機づけによる学習が基本に据えられている。

　決して、「教え込む」「刷り込む」教育ではない。問題解決型かつ学習者中心の教育なのである。本書ではこの理念を貫きながらシミュレーション教育について解説していく。

　第1章〜第4章では、「シミュレーション教育」の土台となっている教育論を味わっていただきたい。この教育の基本を通して、みずからの「教育観」を見つめていただければ幸いである。

　第5章では、看護学生や新人看護職員対象のシミュレーション例をユニークな発想で紹介している。シミュレータを使って指導を行うことがシミュレーション教育ではない。看護現場のコンテクストを意識しながら教師・指導者が創意工夫することで、さまざまな場面を体験するための生きた教材づくりが可能となることを、シナリオの実例を通して示した。それぞれの学校や職場でのシミュレーション教育に役立てていただきたい。

　看護学生も新人看護職員も「その人だけの看護の賜物」を秘めているし、無限の可能性をもっている。われわれ教師や指導者が授業・実習・臨床というあらゆる場で学習者の「もっと学びたい」を引き出すことができたら、きっと学習者はわれわれを超える看護師に育っていくと確信している。

「看護する者の手は、病人のために差し伸べられる時、不思議な力を発揮する」
　　　　　『きょう一日を──寺本松野ことば集』（日本看護協会出版会,2010）より

　心や身体に弱さを覚えるすべての人たちへ愛と希望をもたらすことのできる看護師を育てたいと願う。シミュレーション教育を通し、われわれ教師や指導者が後輩たちに寄り添う意味をともに考えたい。

　　　　　　　　　　　　　　　　　　　　　　　　　　　　　　　　阿部幸恵

目次

はじめに　iii

第1章　医療におけるシミュレーション教育

1.1　医療者を取り巻く環境の変化　●阿部幸恵　2
1.2　プロフェッショナリズムを発揮するための基礎的能力　●阿部幸恵　6
1.3　変革する看護教育──学習者中心、学習成果を重視した教育へ　●阿部幸恵　10
Column 1　高等教育のユニバーサル化　●阿部幸恵　15
1.4　学習者中心の教育と能動的学習方略　●阿部幸恵　16
Column 2　デールの経験の円錐（学習のピラミッド）　●阿部幸恵　19
1.5　看護教育におけるシミュレーション教育　●阿部幸恵　21
1.6　海外の看護教育におけるシミュレーション教育　●臼井いづみ　31
1.7　医学分野におけるシミュレーション教育　●志賀 隆　38
1.8　薬学分野におけるシミュレーション教育　●別生伸太郎　46

第2章　シミュレーション教育の構造と理論　●阿部幸恵

2.1　シミュレーション教育とは何か　56
2.2　シミュレーション教育の一連の流れと構造　61
Column 3　標準的な救命処置を目的とする各種のコース　64
2.3　理論❶　シミュレーション教育の土台となる教育／学習理論　65
2.4　理論❷　シミュレーション教育のデザインに参考となる教育／学習理論　70
2.5　理論❸　デブリーフィングセッションで応用したい教育／学習理論　81

第3章 シナリオ作成と教育技法 ●阿部幸恵

3.1 シナリオの作成　86
3.2 具体的な教育技法　109
Column 4 構造化されたデブリーフィング技法　116

第4章 学習環境の整備
——必要となるリソース ●阿部幸恵

4.1 必要となる人材　120
4.2 必要となる機器・物品　123
4.3 シミュレーション教育を実践する場
　　おきなわクリニカルシミュレーションセンターでの運営　129

第5章 シナリオ集

5.1 シナリオ活用にあたっての留意点 ●阿部幸恵　142
シナリオ1　血圧測定——両上肢切断の患者 ●板橋綾香・阿部幸恵　143
シナリオ2　点滴投与患者の移送 ●板橋綾香・阿部幸恵　149
シナリオ3　ショックの認知と対応 ●板橋綾香・阿部幸恵　155
シナリオ4　急性呼吸不全患者への対応——喘息発作のケース ●髙橋聖子・阿部幸恵　161
シナリオ5　坐薬挿入後の排泄介助 ●板橋綾香・阿部幸恵　167
シナリオ6　検温トレーニング——優先順位の判断 ●板橋綾香・阿部幸恵　173
シナリオ7　心窩部痛を訴える患者への対応
　　　　　——狭心症発作のケース ●髙橋聖子・阿部幸恵　179
シナリオ8　クモ膜下出血患者への対応 ●板橋綾香・阿部幸恵　185

付録　Debriefing Assessment for Simulation in Healthcare© (DASH©)　190
あとがき　195
索引　197

●ブックデザイン：遠藤陽一・金澤彩（デザインワークショップジン）
●編集協力：川口達也

vii

第 1 章

医療における
シミュレーション教育

医療の高度化や社会情勢の変化を背景に、看護師に求められる実践力も変わってきた。本章では、シミュレーション教育を実施する前の基礎知識として、シミュレーション教育がなぜ看護基礎教育、卒後教育において必要とされるようになったのかについて解説する。併せて、教育学の発展に伴う「学習者中心の教育」という考え方、それに基づく今後の看護教育のあり方についても提示する。後段では、医療におけるシミュレーション教育の現状について概説した。

1.1 医療者を取り巻く環境の変化

1 安全な医療の実現に向けて

　20世紀後半に医学や医療技術は急速に進歩し、新しい診断法や治療法が次々に開発された。これまで治らないとされていた疾患も、治癒への希望がもてるようになった。がんの生存率も確実に向上し、今やがんとともに生きる時代を迎えている。

　現代の医療は、さまざまな職種の医療者や、最新の高度な医薬品・医療機器の活用によって支えられており、その結果として医師・看護師をはじめとした医療者が行う手技や業務が、多様化・複雑化している。

　こうした背景から、専門職種間の密接な連携がより重要になるとともに、医療者には膨大な医学知識および技術の修得と、生涯にわたって研鑽を続けることが求められている。

　また、手技や業務の複雑化、量の増加に伴って、同一時間帯に多種類の業務をこなさなければならない状況が生じ、結果として医療者のヒューマンエラーにより、医療事故につながる例が多くなった。

　日本では1999年に「手術患者取り違え事故」が発生した。この事故報道を契機に、さまざまな医療事故が報道されるようになり、医療安全に対する国民の意識は急速に高まった。これを受けて厚生労働省は「医療安全の確保」を医療政策における重要課題のひとつと位置づけ、医療安全を確保するための取り組みを積極的に行うようになった。

　医療事故は、「人」（医療者）、「物」（医薬品・医療機器）、「組織」（医療機関の安全管理体制）に起因するさまざまな要因が複雑に関係して発生するとされるが、それぞれに対応した医療安全対策が求められるようになったのである。

　時を同じくして、1999年にIOM（Institute of Medicine：米国医学研究所）が発表した報告書 "To Err Is Human；人は誰でも間違える"[1] は、従来の医療、医学教育・医療者養成のあり方では患者安全を向上させることは困難であるとの強いメッセージを送った。

2 医療分野におけるシミュレーション教育の本格化

　1999年は世界的にも医療安全や患者の権利や倫理といった医療の本質への問いを投げかけ、医療や医療者のあり方や教育を見直すターニングポイントの年となったのである。

　当時のクリントン政権は、医療安全の向上に向けた対策として、医療にシミュレーション教育を導入すべく、全米で100か所以上のクリニカルシミュレーションセンターを設立した。これを契機として2000年以降、"Patient Safety and Simulation"をミッションとして、欧米を中心に多くのシミュレーションセンターが設立された。医療におけるシミュレーション教育が本格的に開始された年といえる。[NOTE1]

　世界的な医療安全への意識の高まりは、医療者の技術教育のあり方にも変化をもたらした。従来、技術教育は"See one（見て）、Do one（やってみて）、Teach one（教えてみる）"という一連の過程を通じて修得していくと言われていた。その一連の流れに、新たに"Simulate one（シミュレーションで疑似体験して）"と"Reflect one（振り返って）"という2つのステップが加わった（図1-1）。

　臨床の患者に医療を実践する前に、十分にシミュレーションを行い、シミュレーションで体得した技術を知識に照らして振り返り、技術を磨く。そのうえで実際の患者に技術を提供し、さらにそれも振り返り、より質が高く安全な技術提供ができることをめざす。このようにして培った技術を他者に教えることを通じて、技術を完全に自分のものとして修得していくという考え方である。

　安全な医療を提供するためには、個人の知識や技術を、シミュレーション学習と実臨床での学習のなかで修得し、その修得した知識や技術を強化・向上させるために生涯にわ

図1-1　新たな技術修得の一連の流れ

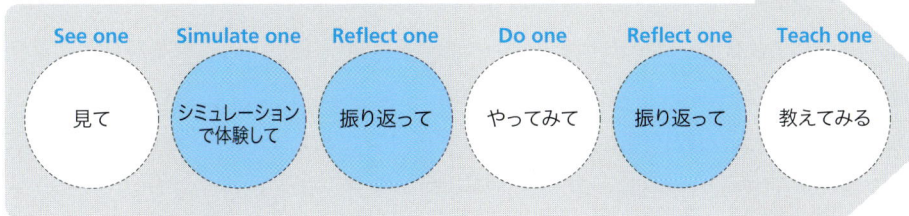

See one　Simulate one　Reflect one　Do one　Reflect one　Teach one
見て　シミュレーションで体験して　振り返って　やってみて　振り返って　教えてみる

NOTE
1 ▶ 本章1.6-1.7においてもシミュレーション教育の歴史的経緯を解説した。合わせて参照してほしい

たって研鑽し続けなければならない。

また、個人の知識や技術の研鑽だけでなく、チーム医療を提供するための多職種連携に向けた研鑽の機会づくりと教育も組織全体で統一した見解をもって行う必要がある。

3 いま、求められている看護師の役割

社会の変化に伴い、看護師に求められる役割も変化する。

「保健師助産師看護師法」第5条によれば、看護師とは「療養上の世話又は診療の補助を行うことを業とする者」と規定されているが、実際にはこの枠にとどまることなく、社会の変化に即して看護の専門性を高め、その役割を拡大してきた。

現代社会は医療の進展、科学技術の急速な発展により生活全般が豊かで便利になった。それに伴い、個人の「いのち」や「生活」への価値観も多様化している。

このような社会の変化のなかで、いま、看護師に求められているあり方、役割を整理してみたい。

そのひとつは、専門家としての幅広い視野と的確な判断力、そして実践力を備えた看護師像であろう。

社会からの看護に対するニーズの多様化に伴い、看護師の活動の場は、病院という枠を超え、介護施設や在宅も含めた地域における生活全体の支援へと広がりを見せている（図1-2）。

患者、利用者一人ひとりのQOL（quality of life）向上への支援という考え方を基盤に、個人の気持ちを尊重し、生活を整えるために、全人的な視野をもつこと、そして迅速で具体的な行動力を身につけることがいま、看護師に求められている。

●求められる個人の実践力強化とチーム連携

さらには、多職種のコーディネータとしての役割も求められている。

保健・医療・福祉のサービス内容や方法、場の多様化を背景に、患者を中心にしたチーム医療の充実が求められるようになり、看護師にも重要な役割が期待されている。それは、患者や利用者を全人的に捉え、健康状態を評価するとともに、生活全般を視野に入れた最適なコーディネートをする役割だ。

その役割を果たすため、看護師にはまず幅広い分野に精通することが求められている。また、関連領域（医学、薬学、心理学、教育学、リハビリテーション、福祉など）との交

図1-2 看護職員の就業場所（2012年）[2)]

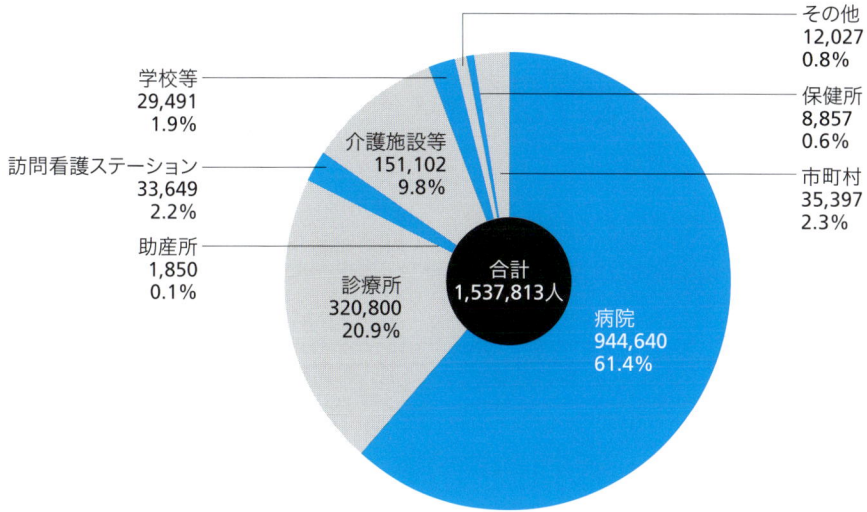

＊看護職員とは保健師、助産師、看護師、准看護師の総称

流を促進して相互理解を深め、部門や施設の枠を超えた医療チームの連携を強化することや、地域における資源を最大限に活用するうえでのコーディネータの役割も求められている。

1.2 プロフェッショナリズムを発揮するための基礎的能力

1 看護師のプロフェッショナリズム

ここで「看護師のプロフェッショナリズム」について考えてみたい。

まずプロフェッション（専門職）とはどのようなものであろうか。

これについてCruessら[3,4]は「複雑な知識体系への精通、および熟練した技能の上に成り立つ労働を核とする職業であり、複数の科学領域の知識あるいはその修得、ないしその科学を基盤とする実務が、自分以外の他者への奉仕に用いられる天職である。そして、その構成員は、自らの力量、誠実さ、道徳、利他的奉仕、および自らの関与する分野における公益増進に対して全力で貢献する意志（commitment）を公約（profess）する。この意志とその実践は、プロフェッションと社会の間の社会契約（social contract）の基礎となり、その見返りにプロフェッションに対して実務における自律性（autonomy）と自己規制（self-regulation）の特権が与えられる」と定義した[5]。

この定義を踏まえて、「看護師のプロフェッショナリズム」について考察してみたい。

筆者が考えるそれは、ひとりの専門職として自律して看護を提供する際の姿勢・構え・行動様式であり、それらの土台には健全な倫理観が存在していることが重要だ。そして、常に自身を振り返り、学習しながら向上をめざす姿勢、同僚や後輩への教育的な態度を貫く強い意思を、臨床の場面で具現化することにある。

Sternが、医学教育におけるプロフェッショナリズムについて図式化して定義している[6]。それによると、臨床能力・コミュニケーションスキル・倫理的・法律的理解という階層で構成された土台の上に、「卓越性」「人間性」「説明責任」「利他主義」の4本の柱が立ち、医師のプロフェッショナリズムを支えている。

これを参考に、看護師のプロフェッショナリズムを図式化した（図1-3）。

本項でこれから解説する5つの「看護師に必要な能力」と「倫理・安全への理解」を土台として、その上に立つ「知識と技術の卓越性」「幅広い人間性」「看護への責任」「患者中心主義」の4本の柱が、看護師としてのプロフェッショナリズムを支えると筆者は

図1-3 看護師のプロフェッショナリズム[6]

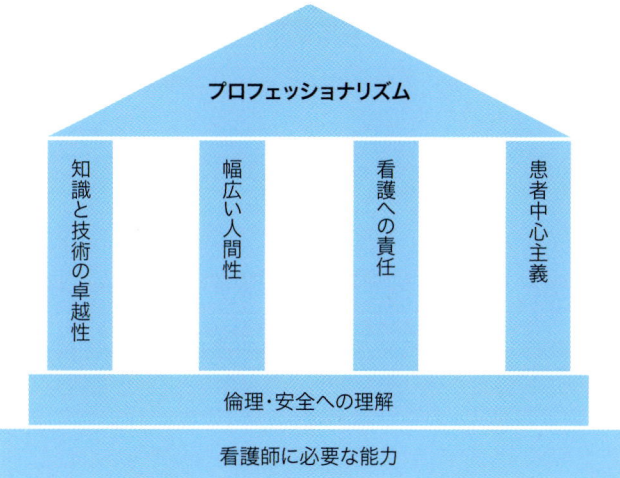

考える。

2 看護師のプロフェッショナリズムの土台を構成する5つの能力

　以下に、看護師のプロフェッショナリズムの土台、基礎を構成する5つの「看護師に必要な能力」について解説する。

　医療を取り巻く環境が変化し、個人の価値観が多様化する現代社会にあって、生活者に寄り添い、看護師は、個人のQOL向上を望ましい形で実現するための支援者である。その基礎的な能力として、表1-1のような5つの能力を備えている必要があり、これがプロフェッショナリズムの土台を構成する能力となる。
　次にそれぞれの能力の具体的な内容について解説していく。

1）情報を的確に収集する能力

　看護を提供するために必要な情報を的確に収集する力である。以下の3つの視点で情報を収集する能力が求められる。

①五感を使って直接患者を観察して情報を得る
②全人的な視野に立ち、患者の生活すべてについての情報収集
③カルテなどの資料、他職種など医療チームのスタッフや、患者・家族など身近な人からの情報収集

　①においてはフィジカルイグザミネーションなどの専門的な技術が必要となる。②においては、病院ではベッドサイドから病室・病棟全体、在宅では居室や屋内全体の環境を含めた生活状況から情報を得るために、広い視野と感性を有する必要がある。また③においては、すべての側面から効率的に情報を収集する。最終的に上記①～③の情報を統合して全人的に患者を捉えていく力（ヘルスアセスメント）が必要になる。

2）根拠に基づき、看護を判断する能力

　専門職としての根拠に基づいた思考過程を経て、患者に行うべき看護を判断する能力も身につける必要がある。
　具体的には、1）で触れた3つの視点で収集した情報を整理して、患者の問題に優先順位をつけ、個人・チームとして行う看護や医療を判断する能力である。

3）専門職として看護技術を実践し、評価する能力

　患者の個別性に応じて、適切な看護技術を安全に行う力である。また患者への実践は、すべて倫理的な配慮を伴っていなければならない。さらに実践した看護技術について、個人・チーム双方の視点から振り返り、みずから評価を行えることも、看護師として大切な能力である。

表1-1　看護師のプロフェッショナリズムの土台を構成する5つの能力

❶ 情報を的確に収集する能力
❷ 根拠に基づき、看護を判断する能力
❸ 専門職として看護技術を実践し、評価する能力
❹ コミュニケーション／プレゼンテーションを行う能力
❺ 専門職として、生涯にわたり研鑽し続ける能力

4）コミュニケーション／プレゼンテーションを行う能力

　患者にもっとも近い位置で医療を提供する役割に加え、医療チームのキーパーソンとしての役割も現在の看護師には期待されており、患者・家族や他職種と情報を共有し、意思決定を進めるための「コミュニケーション／プレゼンテーション能力」も必須である。

　高度な医療が求められる今日、治療の選択など生命倫理に関する複雑で繊細な問題について、患者・家族の考えや思いを十分に汲み取り、医療チームに伝える役割を看護師が担う必要がある。また医師の説明を平易な言葉に置き換え、患者・家族の理解を助ける場面も増えている。患者・家族からの信頼を得るためにこれまで以上に、卓越したコミュニケーション技術を備える必要がある。

　また、医療チームの一員として、他職種との関係構築や意思決定にもこの能力は重要である。一人ひとりの患者を全人的に捉えた医療を実現するためには、各専門職の連携がとれたチーム医療を実践していくことが望ましい。その連携の要になるのが看護師である。医療の高度化・細分化に伴い、医療者の専門性も細分化されるなかで、多職種間の情報の集約・調整、チーム内での意思決定を円滑に推進するためのコミュニケーション能力が看護師に求められている。

　加えて、他職種に対して、看護師としての考え方や方向性を根拠に基づいて理路整然と説明し理解を得るために、プレゼンテーションの技術も必須のものとなっている。

5）専門職として、生涯にわたり研鑽し続ける能力

　看護師として、その専門性を保持し、さらに向上させるためには、看護の知識のみならず、さまざまな分野に興味をもち、生涯にわたって学び続ける不断の努力が必要である。

　さらに日々の看護を技術面および態度面から常に振り返り、個人やチームの課題を主体的に見出し、よりよい医療につなげていくことが重要である。そのために必要な学習や訓練をみずから実践するなど、自立して研鑽の姿勢がとれることも求められている能力であろう。

　また、インターネット上などに情報が氾濫する今日、根拠に照らし、有用な情報を弁別・収集するリテラシー能力も常に磨いておくことが望ましい。

　以上のような基礎的能力がバランスよく備わってこそ、看護としての実践力が最大限に発揮できると考える。そして、これらの能力が、プロフェッショナリズムを育て、支えるといえよう。

1.3 変革する看護教育
——学習者中心、学習成果を重視した教育へ

1 看護教育に求められるパラダイムシフト

　戦後、わが国は国民の教育水準の向上をめざし、教育の機会均等を実現してきた。その成果として国民の多くが高等教育を受けられる社会が実現した。わが国の高等教育はいわば「ユニバーサル段階」にあると言える（15ページ，Column1）。

　しかし、教育現場では知識偏重型教育（いわゆる詰め込み型教育）の流れのなか、結果として受動的で主体性や論理的思考力、想像力の乏しい若者が増加する状況が生まれている。このような状況を変革するため、未来を拓く思考力・創造力をもち、社会を生き抜く力のある人材を育成する教育へのパラダイムシフトが求められている。

　看護教育においても同様な課題を抱えている。高度化した現代の医療現場で自律的にケアが提供できる、実践力の高い人材育成を考えたときに、従来の教育や指導だけでは、その実現は困難になってきている。

　ここで、新たな看護教育や指導方法を考えていくための材料として、「学習者」である看護学生や若手看護師らを取り巻く現状と課題を挙げておきたい。

看護学生や若手看護師らを取り巻く現状と課題

- 核家族で育ってきた学生が多く、看護基礎教育終了時点までにかかわったことのある世代が限定的。生活自体が自立・自律性に乏しく、体験の幅が狭い
- 高校までの教育スタイルが知識偏重型で、受動的な学習が多かったために、学ぶことへの主体性や自立性に乏しい
- 看護基礎教育・臨床現場ともに、学ぶべき知識が多く、じっくりと主体的に思考して学ぶ余裕がもちづらい
- 急性期病院では、重症患者や高齢患者の増加などによって臨床業務が複雑化・多様化している。そのようななか、思考・振り返りを行って、次の実践につなげる余裕がない。また、学生や若手看護師の**レディネス**[NOTE2]に適した患者での学習体験が難しくなっている

NOTE

2 ▶レディネス（readiness） とは、学習者があることを学び、修得する際に、心身の状態、知識、興味、関心などの基礎条件が整っている状態をいう。教育準備性などとも表現される

・看護基礎教育においては、実習時間の制約や、患者の権利擁護の要請などにより、技術を実践する機会が減少し、看護基礎教育の期間に臨床で求められる実践力を養うことが難しい

　以上のような課題を十分に理解したうえで指導者は、社会のニーズに応える実践力をもった看護師を育て上げなければならない。
　鍵となるのは、いかに指導者が学習者の主体性を引き出せるか、学習者中心の教育や指導ができるか、という視点だ。
　従来のような集合型の授業・研修や、指導者が手技をデモンストレーションで示し、学習者が記憶に基づいて再現できるまで訓練を繰り返すような技術指導では、主体的な意志や思考に基づいた学習、知識・技術の統合、定着には至らないであろう。
　「看護師をめざすのであれば、みずから学ぶべきである」といった奉仕的な精神論をベースにしたかかわりでは、もはや立ち行かなくなっている。学習者の実践力の育成や、生涯みずから学び続ける素地を育むためには、指導者みずからが、教育観のパラダイムシフトを行い、教育のあり方そのものを変えていく必要がある。

2 看護基礎教育における改革

　従来、看護基礎教育では臨地実習を基盤に実践力を養うことが想定されていたが、①重症・複雑化する患者状態、②医療の高度専門化、③患者の権利や医療安全の重視、④そうした臨床現場での学生の緊張とストレスが増す、などといった変化を背景に、看護基礎教育期間に臨床現場が求める実践力を培うことは難しくなった。そして、看護基礎教育と臨床現場で求められる実践力の乖離が生じた。現在、この乖離を埋めるべく基礎教育での改革が進められている。
　厚生労働省は、看護教育に関する検討会を重ね、繰り返し提言を行ってきた。
　看護基礎教育については、医療の質に対する社会からのニーズの変化や、長期的スパンでの保健医療福祉制度の改革を視野に、教育の方法、内容、期間の変更が検討され、カリキュラムの改正に進んだ。

表1-2 看護師教育の基本的な考え方、留意点等[7]

❶ 人間を身体的・精神的・社会的に統合された存在として、幅広く理解する能力を養う

❷ 人々の健康と生活を、自然・社会・文化的環境とのダイナミックな相互作用等の観点から理解する能力を養う

❸ 人々の多様な価値観を認識し専門職業人としての共感的態度及び倫理に基づいた看護を実践できるとともに、最新知識・技術を自ら学び続ける基礎的能力を養う

❹ 人々の健康上の課題に対応するため、科学的根拠に基づいた看護を実践できる基礎的能力を養う

❺ 健康の保持増進、疾病予防と治療、リハビリテーション、終末期など、健康や障害の状態に応じた看護を実践するための基礎的能力を養う

❻ 保健・医療・福祉制度と他職種の役割を理解し、チーム医療を実践するとともに、人々が社会資源を活用できるよう、それらを調整するための基礎的能力を養う

●改正カリキュラムの概要

　2007年4月には、厚生労働省が設置した「看護基礎教育の充実に関する検討会」によって報告書[7]が発表され、そのなかで看護基礎教育におけるカリキュラム改正案が示された。2009年度から順次、改正カリキュラムによる教育が開始されている。

　このカリキュラム改正においては、教育の基本を表1-2のように捉えている。また、求められる技術項目と卒業時の到達度が示された。改正カリキュラムの構造を図1-4に示した。新カリキュラムの特徴は学習や知識を積み上げていくことを意識して編成されていることである。

　特に注目すべき点は、旧カリキュラムでは他の専門科目と並列に位置づけられていた基礎看護学を、各領域の土台となる学習領域と位置づけ「専門分野Ⅰ」としたことである。ここでは演習を強化し、全領域の臨地実習で実践できる技術を培うことになる。

　さらに「統合分野」が設けられた。この分野は、それまで学習してきた知識や技術を統合し、卒後の臨床にスムーズに適応させることをねらっている。

　したがって統合分野では、一般病棟および在宅医療の現場をイメージしながら、個人の実践力を強化すること、そしてチーム医療（他職種との協働）において看護師として果たすべき役割・リーダーシップを育成する教育が求められている。併せて、医療安全、危機

図1-4 改正カリキュラム

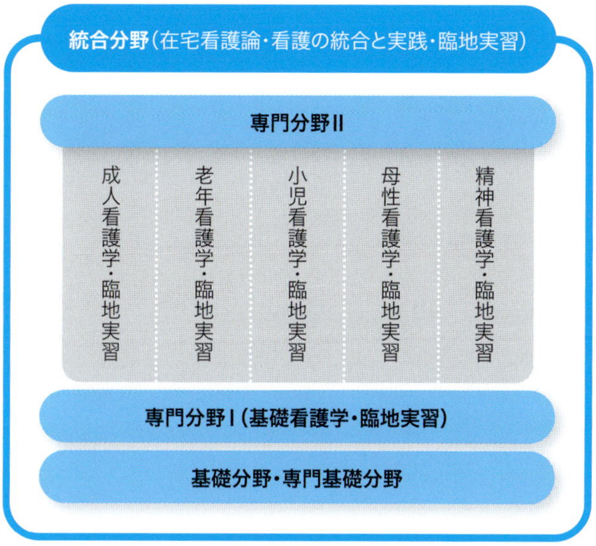

```
統合分野（在宅看護論・看護の統合と実践・臨地実習）
  専門分野Ⅱ
    成人看護学・臨地実習
    老年看護学・臨地実習
    小児看護学・臨地実習
    母性看護学・臨地実習
    精神看護学・臨地実習
  専門分野Ⅰ（基礎看護学・臨地実習）
  基礎分野・専門基礎分野
```

管理、災害看護、国際医療などについても触れる必要がある。

　改正カリキュラムがめざしている知識と技術の統合による実践力の向上を具現化していくために、教員、指導者は改正の意味を正確に把握しておく必要がある。そして、基礎看護学がどのように変わらなければならないのか、各領域がどのように協働していかなければならないのか、統合分野では何を提供すればよいのかなど、従来の教育全体（目標・**学習方略**・評価）を見直す必要がある。

3 卒後教育における改革

　看護基礎教育で修得する看護技術と、臨床現場で求められるものとの乖離が指摘されている。そして、そのギャップが、新人看護職員の離職の一因や指導者らの疲弊につながっている。この問題を解決するためには、看護基礎教育の教育内容の改革に加えて、卒後教育の改革も必要となる。

　具体的には、看護基礎教育から臨床現場への移行がスムーズに行えるような新人看護職員を対象とした教育の再構築と、各経験年数に応じた段階的、系統的な教育体制を再構築する必要があろう。また、臨床現場の高度医療化、業務の複雑化が進むなかで、卒後教育

NOTE

3 ▶学習方略（Learning Strategies：LS）とは、教育の目標に沿ってそれを達成するための具体的な戦略全体を学習（研修）方略と呼ぶ。単なる学習方法だけではなく、どのような学習方法をどう組み合わせて、どのような順番で行うか、学習者の人数、学習期間・時間、環境、教材、人材、予算などすべてを含む

においても指導方法を再検討する必要があり、現場で指導的・管理的役割を担う看護師の研修にも課題があると考えている。

● 「新人看護職員研修」努力義務化とその理念

　臨床現場の看護の質向上のための卒後教育のさらなる充実については、これまでさまざまな場で提言され、検討が進められてきた。そして2009年7月には「保健師助産師看護師法及び看護師等の人材確保の促進に関する法律の一部を改正する法律」が可決・成立し、2010年4月から新人看護職員への臨床研修が努力義務化された。

　また、厚生労働省が設置した「新人看護職員研修に関する検討会」における議論を経て、2011年2月に発表された『新人看護職員研修ガイドライン』[8]ではその理念を表1-3のように示している。

　このなかで、「生涯にわたって研鑽されるべき」と触れられているように、看護師の育ちは、生涯にわたるものだ。新人には新人の育ちがあり、5年目、10年目、それ以降と、長くみずからの理想とする看護師像に向かって研鑽し続ける必要がある。それぞれの経験年数によって、提供する看護の質が磨かれていくようでなければならない。

　私たち指導者は、経験年数に応じた「看護」や「看護観」を臨床の場で後輩に見せ、伝えなければならない。経験した年数に伴い、後輩に伝える「看護」も異なっていくはずだ。

　卒後に臨床で行われる教育研修においても、講義、演習、シミュレーション、臨床といったさまざまなフェーズにおける指導方法を根底から変革することが求められている。

　今後、従来の指導のよいところも残しつつ、改革を進めていく必要がある。社会構造が変化するなか、後輩たちは生活経験が乏しいなどの課題を抱えているが、指導者のかかわりによって開花する潜在的能力を無限にもっている。また、次世代の看護界を担う宝であることを忘れてはならない。

表1-3　新人看護職員研修の理念[8]

① 看護は人間の生命に深く関わる職業であり、患者の生命、人格及び人権を尊重することを基本とし、**生涯にわたって研鑽されるべきもの**である。新人看護職員研修は、看護実践の基礎を形成するものとして、重要な意義を有する。

② 新人看護職員を支えるためには、周囲のスタッフだけではなく、全職員が新人看護職員に関心を持ち、皆で育てるという組織文化の醸成が重要である。この新人看護職員研修ガイドラインでは、新人看護職員を支援し、周りの全職員が共に支え合い、成長することを目指す。

Column1　高等教育のユニバーサル化[9]

　教育社会学における高等教育の研究者である米国のトロウ（Martin Trow, 1926-2007）が1970年代に提唱した、高等教育の発展過程を定義するいわゆる「トロウ・モデル」のなかで示した用語が「高等教育のユニバーサル化」である。

　このモデルのなかでトロウは、高等教育の発展過程を進学率の変化から3段階で捉えて説明している。「大学進学率が同一年齢層の15％を超えると、高等教育はエリート型からマス型に変化し、50％を超えるとユニバーサル型になる」と定義した。

　現在の日本はどの段階に属するのか。2011年、大学・短期大学などへの進学率は57.6％、通信制や放送大学への進学を含めれば59.1％、専修学校への進学を含めると81.1％となっている[10]。まさにユニバーサル化段階にあると言える。

　発展段階が進んだことは、高等教育が国民に広く開かれ、国民全体の教育水準が向上した結果である。

　その半面、発展段階が進むことによって、高等教育機関であっても多様な学生の受け入れを余儀なくされ、構造的な教育の実施が困難になってくる。加えて学生の価値観の多様化、不本意な入学およびドロップアウト、学習意欲の低下、成人・勤労学生の進学、職業経験者の再入学の激増など、さまざまな事象、問題が浮き彫りとなってくる。

　このようななかで、教育課程、教育目的観、選抜方法、学校の運営形態など、多角的な視点からの教育改革が高等教育機関において急務となっている。

1.4 学習者中心の教育と能動的学習方略

1 求められる「学習者中心の教育」

　今日の医療者教育全般において、社会のニーズに応えられる実践力をいかに強化していくかが中心的な課題となっている。また教育に対する考え方も、「**学習者中心の教育**」[NOTE4]「学習成果を重視した教育計画の立案、実践」が求められるように変化し、これに伴い指導者自身の変革が求められている。つまり、指導者には、学習者の主体的な学習を支援するという視点から、指導方法の見直しが迫られている。**表 1-4**に「これからの指導者に求められるかかわり」を示した。

　今後は指導者が一方的に教えるのではなく、学習者がみずから学べるように、学習者の状況に応じた学習目標を設置し、学習者を支援しながら導いていくことが、指導者の役割となる。

　学習者が主体的な学習ができるように、さまざまな学習方略を、限られた学習時間のなかで効率よく活用し、教育研修を展開することが指導者に求められている。

● 学習プロセス

　学習のプロセスを**図 1-5**に示す。この図から、実践力を強化するという目標、学習成果を達成するためには、どのような学習方略を用いて行うかが課題となることがわかるであろう。

表1-4　これからの指導者に求められるかかわり

① 指導者から与えられた知識の暗記ではなく、学習者みずからの検証と思考による理解の促進
② 学習者が得た知識を、統合して引き出せるようにするための系統だった知識整理
③ 現場で起こりうる具体的な問題を想定して、既習の知識や技術で解決するための訓練の実施
④ 学びを継続しようとする意欲と態度の喚起

> **NOTE**
> 4 ▶「**学習者中心の教育**」については第 2 章 2.3 で詳説している。合わせて参照してほしい

図 1-5 学習プロセス

社会からの
ニーズ
(求められる役割)
学習目標
学習方略
(Learning
Strategies)
実践
評価

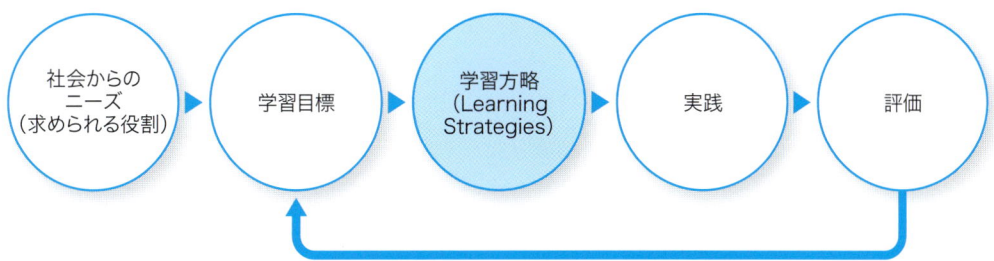

2 能動的学習方略とシミュレーション教育

次に、学習者中心、高い学習成果を得るための授業方法および学習方略について解説したい。

学習者主体、能動的な学習を展開するための学習方略を図 1-6 に示した。

なかでも、近年、学習者中心の教育として注目されているのが、Problem-Based Learning（PBL）や Team-Based Learning（TBL）である。

PBL は 30 年ほど前に北米で始められた授業形態で「問題解決型学習」のことである。欧米の大学で急速に普及し、日本にも導入されている。

図 1-6 能動的学習方略

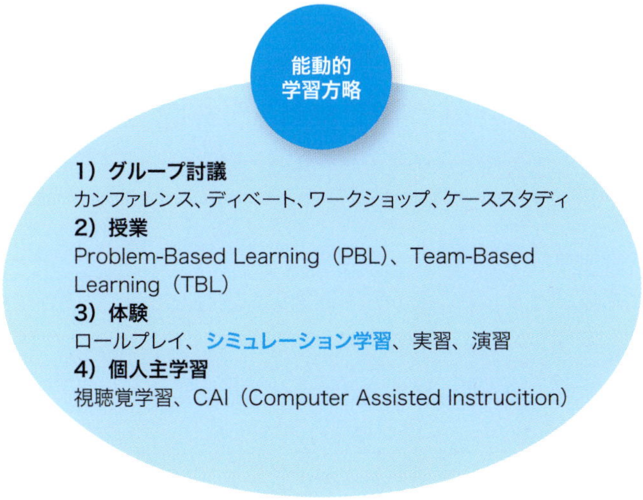

能動的
学習方略
1）グループ討議
カンファレンス、ディベート、ワークショップ、ケーススタディ
2）授業
Problem-Based Learning（PBL）、Team-Based
Learning（TBL）
3）体験
ロールプレイ、シミュレーション学習、実習、演習
4）個人主学習
視聴覚学習、CAI（Computer Assisted Instrucition）

この学習は、グループ単位で学生が与えられた課題に対して自主的に学習して授業の準備をし、学生同士の質疑応答で授業が進行する。グループには担当の教師がかかわり、学習を支援する。
　この方法では、課題解決という目標に向かって学生が意欲的に取り組むという利点はあるが、グループごとに教員の配置が必要となるといった課題もある。
　一方、TBLは、1980年代初期に開発されたもので、問題解決型の学習であるPBLの利点を備えながらも、かかわる教師の人数がPBLに比べて少ない。課題を与え個人とチーム双方のアプローチから解決方法を思考させるものであるために、学習者個々人への適度なプレッシャーを与えることが可能で、PBLの弱点を克服できる新たな学習方略として期待されている。

●経験を基盤とする能動的学習方略

　技術演習の方法もデモンストレーションを行い、それを忠実に再現できるまでに学習者が練習をし、手順の正確性を評価されるといった従来の教育方法の見直しが必要であろう。
　IT技術が発展し、視聴覚教材も充実している。さらにe-learningによる自己学習も可能となった。基本的な技術の修得は学習者個人または、仲間との学習にかなりの部分をゆだねることができる。したがって、指導者がかかわる演習では、各領域の臨床実習をイメージした実践的な技術演習を展開できるような見直しが必要だ。
　本書のテーマであるシミュレーション教育は、これらの教育的な課題を解決するためのひとつの効果的な学習方略であり、医療者教育への導入が急速に進んでいる。
　経験を通じた学習・教育は座学のみの学習より、学習者の理解に働きかけるものであることは、19世紀末頃から指摘されてきた（19ページ, Column2）。
　そして、現代社会においては、科学技術の発達とともに、視聴覚教材は3D化が進み、医療の分野では、実際に手術や処置をしているかのように錯覚させられるシミュレータや人間の生体反応をリアルに再現できるマネキンタイプのシミュレータなどが開発されるに至っている。
　現在、医療安全や医療倫理への患者意識が高まり、初学者が臨床で経験しながら学ぶ従来の教育方法には制約や限界がある。そうしたことからも医療者が安心して学び、患者の安全を守るという意味からも、シミュレーション教育の導入が進んでいるのである。
　医療におけるシミュレーション教育の導入は、医療者教育全体の流れのなかにある。そして、それは世界的な動きでもある。
　看護教育に従事するわれわれは、他分野や海外での動きをとらえながら、看護教育でのシミュレーション教育のあり方を考えていく必要がある。

Column2　デールの経験の円錐（学習のピラミッド）

　産業の発達と科学技術の急速な進展は、医療のみでなく、さまざまな分野で専門化と細分化をもたらした。知識の専門性も高まり、情報量も増加した。そのようななか、教育の現場では、学習者に言語的教材のみでイメージさせ、理解を促すことに限界が生じたことから、より効果的に理解を促進させる教材として視聴覚教材が生まれた。

　デール（Edger Dale, 1889-1983）は、視聴覚を通じて得られる教育的経験を整理して、視聴覚教材のタイプを「経験の円錐」（cone of experience）として図式化した（図1-7）。
NOTE5

　「経験の円錐」は「学習のピラミッド」として、紹介されることもある。学習の方法によって知識の定着状況が異なるというもので、言葉だけのテキストを読むだけよりも、実物を見たり、実際に経験するほうが、知識や技術の定着率がよいということを示している。底辺にもっとも具体的な「直接的・目的的経験」を、頂点にはもっとも抽象度の高い言語的象徴を置き、その間には、具体性と抽象性の順に並べた経験の層を配置した。経験から概念に至る過程に視聴覚教材を位置づけている[11]。

図1-7　経験の円錐（学習のピラミッド）

かかわり方	行動	2週間後に覚えている割合
受動的	読む	読んだことの10%
	言葉を聞く	聞いたことの20%
	写真を見る	見たことの30%
	テレビ・映画を見る	
	展示を見る	聞いて見たことの50%
	実演を見る	
	実際の現場を見学する	
能動的	討論に参加する	言ったことの70%
	そのことについて話をする	
	体験を劇化してやってみる	
	実体験を真似てやってみる	言ってやったことの90%
	実際に経験してみる	

> **NOTE**
> 5 ▶**デール**はアメリカの教育学者。著書"Audio-Visual Methods in Teaching"において「経験の円錐」モデルを示した

この「経験の円錐」を日本に紹介した児童・教育心理学者の波多野完治（1905-2001）は、デールの理論をさらに進め、スイスの心理学者、ピアジェ（Jean Piaget, 1896-1980）の視点を取り入れて、「見る」ことに基づく視聴覚的認識論を展開した。彼は、認識を主に言語的な教材から得る「理性的認識」と、経験から得る「感性的認識」に分け、経験の円錐を下から上（経験から概念）へ登る、また、上から下（概念から経験）へ下るという2つの学習を結びつけることが理性的認識を助けるとしている[12]。つまり、抽象度の高い言語的な教材（テキストなど）と具体的な教材（経験）を併用することで、学習者の理解がより深まると示唆した。

　この「経験の円錐（学習のピラミッド）」に関しては、実証的な研究結果が得られていないとの指摘もあるが、経験学習の効果を話題にする際に、よく取り上げられている。

1.5 看護教育における シミュレーション教育

1 導入が推奨されるシミュレーション教育

　前節までで医療者教育全般において、シミュレーション教育の必要性が確認され、導入が急速に進んでいることを述べた。本節では、看護教育におけるシミュレーション教育について述べたい。

　実践力の高い看護師養成に向けて、近年、厚生労働省から発表された報告書、ガイドラインにおいて、相次いでシミュレーション教育導入が推奨された。

◉看護基礎教育に関する報告書におけるシミュレーション教育への評価

　まず看護基礎教育では、2007年4月に発表された『看護基礎教育の充実に関する検討会報告書』の「3．改正において注意すべき事項　3）教育方法」において、「フィジカルアセスメント技能の向上のために様々な症状や兆候を再現できるシミュレーター等の有効な活用、および各種の看護技術を実際に近い状態で適用できるようにするために臨床場面を疑似体験できるような用具や環境の整備は、学生の実践能力を向上させる有用な方策である」[7]と教育方法としての評価がなされた。

　その後、2011年に発表された『看護教育の内容と方法に関する検討会報告書』[13]では「3．看護師教育における教育内容と方法　2）看護師に求められる実践能力を育成するための教育方法　(1)講義・演習・実習の効果的な組み合わせ」において、「学内でシミュレーション等を行うなど臨地実習に向けて準備をしておくことにより、効果的に技術を修得することが可能となる。特に侵襲性の高い技術は、対象者の安全確保のためにも臨地実習の前にモデル人形等を用いてシミュレーションを行う演習が効果的である」「臨地実習で経験できない内容（技術など）は、シミュレーション等により学内での演習で補完する等の工夫が求められる」などとさらに効果的な教育場面に言及がなされた。

●新人看護職員研修ガイドラインにおけるシミュレーション教育への評価

　また卒後教育においても、2011年2月に発表された『新人看護職員研修ガイドライン』[8]の「2. 研修方法」で、「④技術修得は、講義→演習・シミュレーション→臨床現場で実践の順に行うことが有効である。まず、シミュレーションを実施し、次に、手技を実際に見せて、実際にやってもらって危なければ手を添える、一人でやってもらう、といった段階的なOJTが大切である。シミュレーションの後には、振り返りを行い、何ができるようになったのか、何が課題なのか見出すことが重要である。特に、侵襲性の高い行為については、事前に集合研修等により、新人看護職員の修得状況を十分に確認した上で段階的に実践させる必要がある。そして、段階（ステップ）ごとに評価し、できなかった場合は1つ前の段階に戻るなど一つずつ確認しながら研修を進める」などと、シミュレーション教育を評価し、導入を勧めている。

2　各段階でのシミュレーション教育の導入

　本章1.3では看護教育が抱える問題や課題について触れた。また1.2では、看護師のプロフェッショナリズムの土台を構成する要素を「5つの能力」、その上に立つ看護師としてのプロフェッショナリズムを支える重要な軸を「4本の柱」として紹介した。

　これらを踏まえたうえで、次に看護基礎教育や卒後教育におけるシミュレーション教育を導入する際の考え方について解説する。学習者のレディネスやニーズの分析、シナリオの目標立案など教材設計の各プロセスにおいても、折に触れて「5つの能力」「4本の柱」に立ち返っていただきたい。

1）看護基礎教育におけるシミュレーション教育の導入

　今日の看護基礎教育において、卒後の臨床で求められる実践力に応えることのできる卒業生を輩出することは、以下の理由で難しくなっている。

- 教育カリキュラムが過密
- 患者の権利や医療安全などの観点から、臨地実習で学生が経験できる技術に制限がある
- 十分な教育スタッフの確保が困難

●教員に求められる能力

　このような課題を抱えるなか、それぞれの教育施設がどのような教育を展開するか確固とした方針を打ち出すこと、教員一人ひとりが従来の教育方法を見直して新たな教育方法を導入すること、現代に見合った教育観をもつことが迫られている。

　2010年に厚生労働省から発表された『今後の看護教員のあり方に関する検討会報告書』[14] は、これからの看護教員に求める能力を以下のように明示した。

- 教育実践能力
- コミュニケーション能力
- 看護実践能力
- マネジメント能力
- 研究能力

　このなかで、シミュレーション教育を看護基礎教育に導入する際に、特に関係する能力は「教育実践能力」「コミュニケーション能力」「看護実践能力」の3つであると考える。

　「教育実践能力」については、報告書が提示しているように、学生が臨床で遭遇する環境、スタッフ、患者、家族などをイメージしながら学習を進めることができるような授業や演習の組み立てができなければならない。

　そのためには「看護実践能力」が必要となる。定期的に臨床で研修を受ける、または可能であれば、臨床の看護スタッフと兼任で教員をするというのもよい。医学教育では、教員のほとんどが臨床を継続しながら教育に携わっている。看護教育においても教員が週1～2回程度、定期的に臨床を継続できるシステムとなることが望まれる。

　もしもこのような教員の配置が現状は無理であれば、授業や演習を組み立てる際に、臨床のスタッフと定期的にミーティングを行い、学生に提示する症例や場面について臨床側の意見を吸い上げる工夫をする。また、授業や演習には可能な限り、臨床のスタッフにも参加してもらい、基礎教育で行っている教育内容を共有するなどの取り組みを行うことを通じて、臨床の指導者と基礎教育の教員との距離を縮め、臨床側が基礎教育に求める実践力と現実との乖離を埋めるための一助としたい。

　このように、シミュレーション教育に限らず、新しい教育方法を導入する際には「教育実践能力」「看護実践能力」に加えて、学生、教員間、臨床のスタッフと密にコミュニケーションを図る柔軟な姿勢、能力が教員に求められている。

●シミュレーション教育の看護基礎教育への具体的導入方法

　以上のようなことを踏まえて、基礎教育におけるシミュレーション教育導入への考え方と各学年でのシミュレーション教育の導入例を示す（図1-8、1-9）。

　そして実際にシミュレーション教育を基礎教育に導入する際のプロセスを、以下の3点にまとめた。

❶教育カリキュラムの再検討、再編

　まず、1人の学生が学んでいく道をイメージしながら、すべての領域のカリキュラムを整備する必要がある。重複しても領域をまたいで教育する内容、重複を避けるべきことなど、卒業時の学生の実践力を見据えて整備することが重要だ。

❷教育方法（学習方略）の見直し

　カリキュラムの整備後に、各単元で従来行っていた教育方法（学習方略）を見直す必要

図1-8　看護基礎教育におけるシミュレーション教育導入への考え方

タスクからシチュエーションへと、各学年で計画的なシミュレーション教育を導入し「実践力」をつける

- 統合分野（在宅看護論・看護の統合と実践・臨地実習）
  - 各領域ですでに行ったシミュレーションを織り交ぜたシミュレーション学習を計画し、臨床実践力につなげる（感染管理、医療安全、倫理についても触れる）
    *模擬患者の検温（観察とアセスメント力強化）、初期対応、報告、処置やケア
    *外来・在宅でのコミュニケーション、処置やケアを盛り込む
- 専門分野Ⅱ
  - 成人看護学／老年看護学／小児看護学／母性看護学／精神看護学
    - 各領域に特化した症例によるシミュレーション
      *基礎看護学でのタスクを全領域で計画するシナリオにバランスよく含む
      *全領域横断的に計画する
- 専門分野Ⅰ（基礎看護学・臨地実習）
- 基礎分野・専門基礎分野
  - 反復訓練によるタスク（技術）の自動化をめざす
    *基本的な一連の手順などはe-learning、動画の利用による学生の事前学習とし、教員のデモンストレーションからではなく、学生のデモンストレーションから入るなど、主体的に学べるようなかかわりを重視する

図1-9 看護基礎教育におけるシミュレーション教育導入例

1年生
- 臨床での患者・家族への対応・場面シミュレーション（外来で耳の不自由な方から手話で案内を求められるなど簡単な状況設定）
- 腹痛、頭痛、不眠などの症状を訴える人とのコミュニケーションと他者へ伝えるトレーニング（専門的な訓練ではなく、一般市民としての病気の理解、自分の今までの経験に基づいてコミュニケーションをはかり、看護師に伝える練習）
- 一次救命処置（BLS）
- 実習前シチュエーション・ベースド・トレーニング（実際に臨床で学生が遭遇する状態や場面を再現）

2年生
- ライフサイクルに準じたシチュエーションでのコミュニケーション（赤ちゃんが泣きやまずに困っている母親、荷物を抱えた臨月の妊婦、難聴の高齢者といった対象者とのかかわりを中心にする）
- 専門基礎で取り扱った疾患や薬剤を使ったシチュエーション・ベースド・トレーニング
- 専門基礎で取り扱った技術のタスク・トレーニングと、フィジカルアセスメントなどの症例を提示したシチュエーション・ベースド・トレーニング
- 実習前シチュエーション・ベースド・トレーニング（実際に臨床で学生が遭遇する状態や場面を再現）

3年生
- 各領域に特化したシチュエーション・ベースド・トレーニング
- 実習前・中のシチュエーション・ベースド・トレーニング（実際に臨床で学生が遭遇する場面を学内および臨地実習で再現）
- 実習後シチュエーション・ベースド・トレーニング（実習で体験した各領域の特徴的な症例を題材として実習のまとめとする）
- 国家試験対策シミュレーション（過去の国家試験の症例をシチュエーション・ベースド・トレーニングで経験）

4年生
- 医療安全、感染対策、医療倫理に特化したシチュエーション・ベースド・トレーニング
- 外来トリアージ、災害シミュレーション、病棟での日常（複数患者の検温、検査出し、配膳、焼香など）や在宅での日常を題材としたシチュエーション・ベースド・トレーニング（対象はライフサイクル全体から選定）
- 一次救命処置応用編シミュレーション（入浴中の心肺停止、吐血からの心肺停止など）
- 国家試験対策シミュレーション（過去の国家試験の症例をシチュエーション・ベースド・トレーニングで経験）

がある。

　具体的には、集合教育、個別学習（e-learning を含む）、グループ学習、PBL、TBL、シミュレーション学習（評価を目的とするものと、学習を目的とするもの双方を含む）など、<u>他の学習方略で置き換えられる授業や演習</u>と、<u>シミュレーション学習として新たに追加する授業</u>とに、まず分類する。

❸シミュレーション教育として実施する

❷のプロセスにおいて、従来の教育方法からシミュレーションによる教育に置き換える、追加すると決まった授業は、全学年を通して体系的・系統的にカリキュラムに組み込み、それぞれの学習目標の設定は、学習者のレディネスやニーズの分析に基づいて行う。

このとき、臨床の具体的な場面を学習素材とし、シナリオを作成する場合には、患者の状況・状態などの設定について、臨床のスタッフと検討するほうがよりリアリティのあるものになる。

臨地実習における学生の経験が制限されるなか、学生に意図的・計画的に臨床を再現した学習を提供することは、実践力につながる学習効果を生むであろう。

❹実施と評価

教材であるシナリオは、テストランを行い、実施して、その後には必ず振り返りと評価を行う。この具体的な方法論については、第3章で詳説しているので本項では概説に留める。

振り返りと評価は、シナリオ全体とシミュレーションでの教員のかかわり方に対して、第3章で示した評価表などを使いながら行う。可能であれば、全領域の教員が参加できるとよい。

教員は、基礎教育期間を通じて、学生たちが看護師としての大切な器や土台をつくっていけるように支援する重要な役割を担う。

学生たちの五感、手、心を、看護者の目（患者や環境を見る）、耳（患者の声と患者に通じるすべての音を聴く）、鼻（患者や患者が置かれている環境の匂いをかぐ）、手（患者の命を救う手、患者をいやす手をつくる）、心（患者を思う心をつくる）になるよう育てていかなければならない。

学生たちが、しっかりとした器と土台を携えていれば、卒後の臨床での患者との経験や指導者や仲間からの支援で、成長していくことができる。

したがって、看護基礎教育でのカリキュラムの底辺には、全教員の確固とした看護観と卒業時点でどのような卒業生にしたいかという思いがあることが大切だ。それを大前提に、どのようにシミュレーション教育を導入していくか。<u>シミュレーション教育は単にシミュレータを使って行う教育ではない</u>。臨床のコンテクストを疑似体験することを通じて、看護のすばらしさと看護師としての誇りをも、学生に伝えていく教育方法として構成することができる。

2）卒後教育におけるシミュレーション教育の導入

　基礎教育に続き、卒後教育でもシミュレーション教育を導入することで、臨床のニーズに応える看護実践力の強化をめざしていかなければならない。

　現在、多くの施設で新人看護職員研修にこの教育が導入され、多くの実践報告がなされている[15]。今後は、新人看護職員を対象とした研修への導入にとどまらず、各経験年数に沿って段階的・系統的にキャリアアップできるように、指導的・管理的立場の者を対象とした研修への導入にも力を入れていくべきであろう。また、基礎教育の教員とともにシミュレーション教育の指導法についての研修も積極的に行い、指導者の育成にも力を入れるべきである。

　臨床経験年数に応じたシミュレーション教育を計画する際には、ベナー[16]の看護師のキャリアによる分類が参考になる。

Novice（初心者）：臨床経験のない卒業したばかりの看護師
Advanced beginner（新人）
　　：いくらか臨床経験のある1年目、あるいは、新しい部署に異動した看護師
Competent（一人前）：同じ部署で2〜3年の経験のある看護師
Proficient（中堅）：広く経験のある看護師
Expert（達人）：幅広い経験、直観的に状況判断できる看護師

　また教育計画の立案にあたっては、新人看護師と熟練した看護師の違いについての特徴も参考にしたい[17]。

【新人看護師】
- 知識と技術が統合されていない。実際の臨床とは切り離されたところで整理されている
- 手技を手順に沿って行うことに集中する
- 行動した結果を洞察しての行動ではなく、行動自身に集中する
- 人、設備、器具などの資源に気がつかないので行動が制限される
- 不安や自信のなさで行動や思考が妨げられる

【熟練看護師】
- 知識と技術が統合されている。さらに経験的知識も有している
- 行動する前に患者の状態や状況を評価している

- 例外もあることを理解している
- 人、設備、器具などの資源の利用ができる
- 自信があり不安が少なく、集中している
- 後輩に教えることで、自分の考えをより明確にすることができる

　以上のような経験差による能力の違いを参考に、学習者のレディネスとニーズに応じたシミュレーション教育の導入を組み立てるとよい。

◉シミュレーション教育の卒後教育への具体的導入方法
　シミュレーション教育の導入のプロセスを以下の3点で示す。

❶教育・研修計画の再検討、再編
　施設での教育・研修計画を見直して、どの部分をシミュレーション教育に置き換えるか、新たにどのようなシミュレーション教育を追加するのかを検討する。
　その際、施設全体を対象とした研修への導入と、各部署単位での導入との整合性も考える。どの教育を全体の研修で行うのか、どの教育を部署別に行うのかを決めておくことで施設全体の実践力向上につながる。
　前述した新人看護師から熟練看護師までキャリア別のシミュレーション教育導入例を示す（図1-10）。各施設ごとのラダー、教育・研修計画に効果的に織り込むことが望まれる。

❷各施設でシミュレーション指導者養成についての計画を立てる
　新しい学習方略であるシミュレーション教育の実施にあたっては、能力のある指導者の養成は大きな課題である。学習者や現場が抱える学習課題の達成をめざしたシナリオ作成、指導者としてのデブリーフィングなどのスキル向上、また教材や学習者に対する評価方法の決定など、身につけるべきスキルは多い。
　筆者の考えるシミュレーション教育における指導者養成のステップを紹介する（図1-11）。

❸施設内での教材（シナリオ）の共有
　実施したシナリオは各施設で書式を決めて保存し、施設全体で共有できるようにする。各部署で似たようなシナリオを最初から作成するところが多い。シナリオを一元化して利用できるような工夫が効率よいシミュレーション教育につながる。

図1-10　看護臨床におけるシミュレーション教育導入例

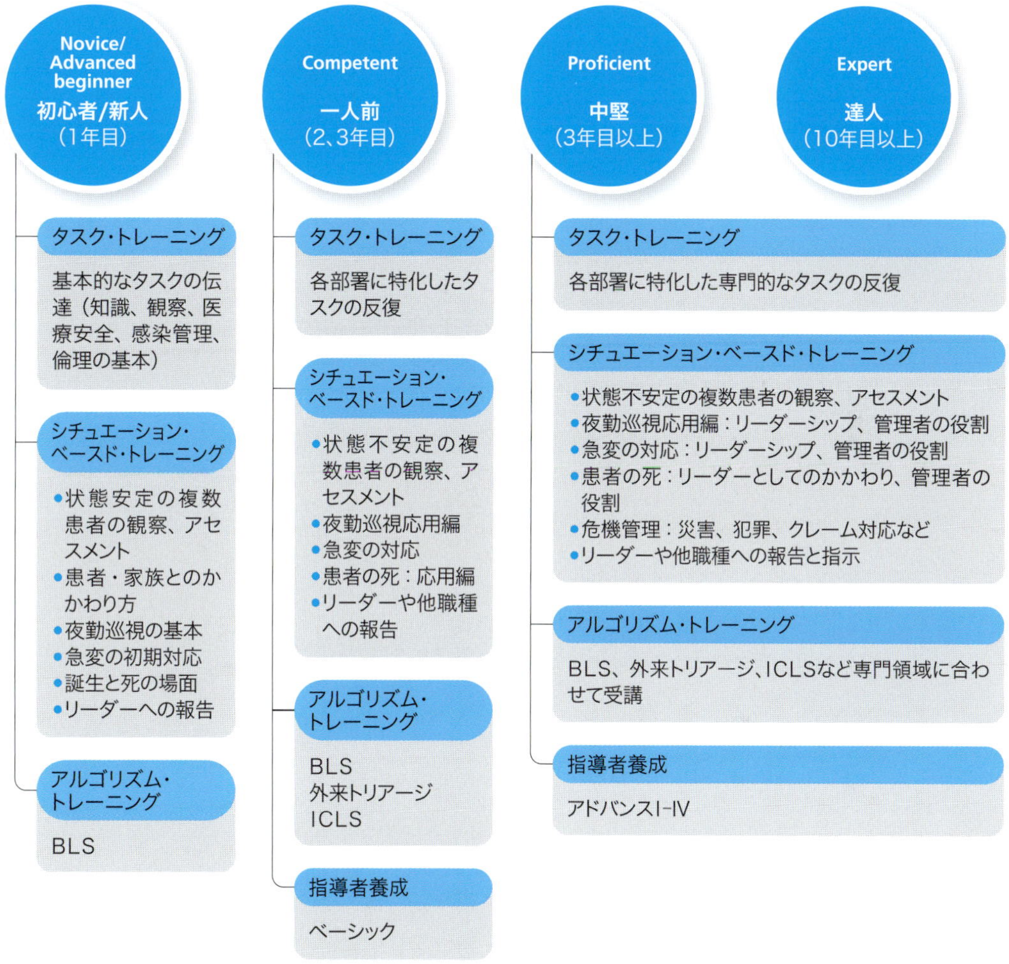

Novice/Advanced beginner　初心者/新人（1年目）

- **タスク・トレーニング**
  基本的なタスクの伝達（知識、観察、医療安全、感染管理、倫理の基本）

- **シチュエーション・ベースド・トレーニング**
  - 状態安定の複数患者の観察、アセスメント
  - 患者・家族とのかかわり方
  - 夜勤巡視の基本
  - 急変の初期対応
  - 誕生と死の場面
  - リーダーへの報告

- **アルゴリズム・トレーニング**
  BLS

Competent　一人前（2、3年目）

- **タスク・トレーニング**
  各部署に特化したタスクの反復

- **シチュエーション・ベースド・トレーニング**
  - 状態不安定の複数患者の観察、アセスメント
  - 夜勤巡視応用編
  - 急変の対応
  - 患者の死：応用編
  - リーダーや他職種への報告

- **アルゴリズム・トレーニング**
  BLS
  外来トリアージ
  ICLS

- **指導者養成**
  ベーシック

Proficient　中堅（3年目以上）

- **タスク・トレーニング**
  各部署に特化した専門的なタスクの反復

- **シチュエーション・ベースド・トレーニング**
  - 状態不安定の複数患者の観察、アセスメント
  - 夜勤巡視応用編：リーダーシップ、管理者の役割
  - 急変の対応：リーダーシップ、管理者の役割
  - 患者の死：リーダーとしてのかかわり、管理者の役割
  - 危機管理：災害、犯罪、クレーム対応など
  - リーダーや他職種への報告と指示

- **アルゴリズム・トレーニング**
  BLS、外来トリアージ、ICLSなど専門領域に合わせて受講

- **指導者養成**
  アドバンスⅠ-Ⅳ

Expert　達人（10年目以上）

　以上のようなポイントを参考に、シミュレーション教育の導入と指導者の養成を行うとよい。

　各施設で学習者や指導者のレディネスやニーズは異なるだろう。

　施設での理念に基づいたシミュレーション教育の導入で、1.2で述べた5つの能力の強化の実現に向かうような計画を立ててほしい。

図1-11 シミュレーション教育における指導者養成の段階

ベーシック
- 対象：シミュレーション教育を学習者として経験している学習者対象
- 内容：シミュレーション教育の指導法の基本を理解する
- 受講後は、ファシリテータ、デブリーファ以外の役割で指導に参加

アドバンスⅠ
- 対象：ベーシック受講者対象
- 内容：指導法の基本的な技術を使ってファシリテータとして指導を体験する
- 受講後は、シミュレーション中のファシリテータとしての役割で指導に参加

アドバンスⅡ
- 対象：アドバンスⅠ受講者対象
- 内容：シナリオ作成の基本を理解してシナリオを作成する
- 受講後は、シナリオ作成からファシリテータ、デブリーファなどすべての役割を担うことができる

アドバンスⅢ
- 対象：アドバンスⅡ受講者対象
- 内容：デブリーフィングの理論と実際を体験する
- 受講後は、シナリオ作成からファシリテータ、デブリーファなどすべての役割を担うことができる

アドバンスⅣ
- 対象：アドバンスⅢ受講者
- 内容：指導者育成理論から実際を体験する
- 受講後は、ベーシックからアドバンスⅢの指導を担う

1.6 海外の看護教育における
シミュレーション教育

前節まででわが国の看護教育におけるシミュレーション教育の現状と課題について概観してきた。本節では、海外（主に米国）の看護教育におけるシミュレーション教育について述べたい。

1 海外の医療者教育においてシミュレーション教育が活発になった背景と経緯

米国の看護教育は 1950 年代に病院主体から、専門学校、大学学士課程へとシフトし、学生たちが座学で学んだ理論を臨床の場で実践する前に、比較的安全な環境で応用するための実習室がつくられるようになった。そこでは、1960 年代から開発されたタスクトレーナーや人型の蘇生人形などが使用され、失敗が許され、失敗から学ぶことができる環境のなか、学生たちは **Low-fidelity**（NOTE6）のシミュレーション学習を通じて、臨床実習に出て患者に働きかけ、実践するための自信や技術を育ててきた[18), 19)]。

1980 年代になると、Cooper ら[20)]の報告により、周術期に起こる医療過誤の約 70％が、航空機事故と同様、技術的ミスではなくヒューマン・エラーによる非技術的スキル（non-technical skill：NTS）によって起こることが判明した。麻酔科の教育者たちは、危機的状況下でのチームや個人のパフォーマンスに注目し、航空業界や軍隊の訓練でシミュレーションがどのように使われているのかを調査して、Crew Resource Management（CRM）の概念（図 1-12）[21)]を医療の場にも導入することにより有害事象を防ぐためのトレーニングの場として、麻酔の模擬訓練の環境をつくった[22)]。

1990 年代には IT 技術の進歩により、コンピュータ制御による高機能シミュレータが格段の進歩を遂げた。同時期、米国では医療過誤が多発し、調査によるとコロラド州とユタ州では 4 万 5000 人が、ニューヨーク州では 9 万 8000 人が医療過誤により死亡していると推定された[23)]。

医療過誤を減らす対応策についての答申を求められた IOM（Institute of Medicine：米国医学研究所）は 1999 年に "To Err Is Human；人は誰でも間違える" という報告書を出

> **NOTE**
> 6 ▶ **Low-fidelity** とはシミュレーション教材と臨床現場を比較したときに、教材の忠実度、再現性（fidelity）が低い（low）ということ
> Fidelity については、第 3 章 95-96 ページにおいて詳述しているので参照してほしい

図1-12 Crew Resource Management(CRM) の概念

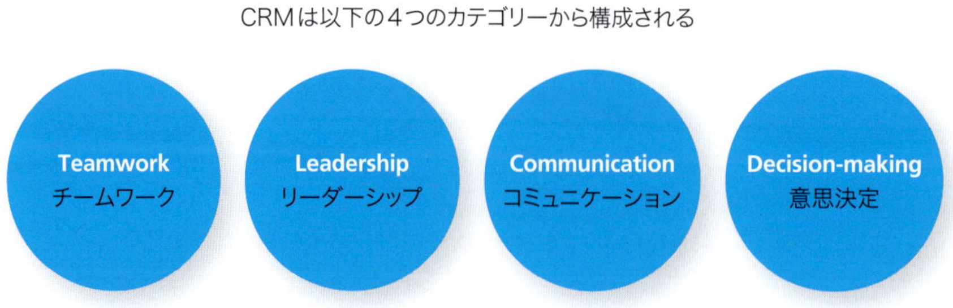

CRMは以下の4つのカテゴリーから構成される

- Teamwork チームワーク
- Leadership リーダーシップ
- Communication コミュニケーション
- Decision-making 意思決定

し、多くの提言をした。そのなかの患者安全プログラムの確立に関する項で、「異なる専門職による医療チームのトレーニング・プログラムに、チーム運営に関して確立されているシミュレーションなどの手法を取り入れる必要がある」と提言された[1]。

これらの提言により、全米各地にシミュレーションセンターを作るための補助金が交付された。その後も数年にわたるIOMの報告書は、米国のヘルスケアシステムが、患者安全、医療専門職の教育、看護実践のリーダーシップの向上などに注目するよう勧告を行ったのである[23]。

このような背景のもと、全米各地にシミュレーションセンターが設立され、高機能シミュレータが設備され、看護教育においても患者安全、医療専門職教育、医療チームトレーニングを目的にシミュレーション教育が発展してきた。

2003年6月からNLN（National League for Nursing）とレールダル メディカル社が共同でプロジェクトを開始し、その過程で協力校ではカリキュラムにシミュレーション教育が取り入れられた。レールダル メディカル社からは高機能シミュレータの看護シナリオパッケージ（NLN Scenarios：NLNシナリオ集）が発売されたほか、研究の成果としては、その後の研究の枠組み The Nursing Education Simulation Framework が提供されることとなった[24]。

2 卒前教育におけるシミュレーション教育

2007年以降、経済状況の悪化に伴い、看護学生が増加する一方、臨床現場では看護師が不足し、実習施設は少なく、臨床実習で学生がスキルを十分に学ぶことが難しくなっている。看護学生が看護技術を学ぶためには、さまざまな学習手段が必要である。これは日

> **NOTE**
> 7 ▶ NLNとは看護教員が集まる学会

本、欧米共通の課題である。

　そして、患者意識の高さ、在院日数の減少、看護師の不足という臨床現場は、看護学生にとってストレスフルである。学生がなるべく効果的に看護技術を学び、最初に技術を患者に施す時に最高の技術を発揮できるように教員は努めなければならない。

　シミュレーションを用いることで、学生は、患者に悪影響を及ぼすことなくまた、教員や臨床指導者による介入、訂正、シミュレーションのコントロールがなくても、失敗を正したり、失敗から学んだりすることができる。シナリオを繰り返し練習し、学習のつまずき改善を目的としたシミュレーションを行うことで、学生は臨床実習の準備を強化することができるのである。

◉シミュレーション教育の実施状況

　表1-5にRN（Registered Nurse：米国で各州公認の免許を取得した看護師）免許取得のための養成機関の種類を示した。**NCSBN**（The National Council of State Boards of Nursing）は2010年に全国調査を行い、米国のRN免許を取得するための養成機関、全1729施設に調査票を送付して62％の1060施設から回答を得た。

　それによると、回答施設の87％が、学生に高機能または中機能シミュレーションを体験させていた。また養成機関別にみると、看護師免許取得前の看護学修士課程における実施率が94％ともっとも高く、看護専門学校がもっとも低い実施率で73％であった。

　過半数の54％の施設が5科目以上でシミュレーションを利用していて、看護教育課程の臨床科目は10科目より少ないので、シミュレーションが履修課程全体に組み入れられている傾向を示す結果であった[25]。

　たとえば2012年現在、カリフォルニア州立大学サクラメント校看護学部では、第1セメスターで90時間、第2セメスターで135時間、第3セメスターで270時間、第4セメスターで505時間、2年間でトータル1000時間のシミュレーションを実施していた。シ

表1-5 米国におけるRegistered Nurse養成機関

専門学校	3年制	資格免許
短期大学	2年制	準学士
大学	4年制	学士
大学院修士課程	2年制	看護師免許取得前の看護学修士（他の学問分野の学士号をもつ）

8 ▶ **NCSBN**とは、米国の看護師資格試験（NCLEX-RN）を実施している団体

ミュレーションの内容も、第1セメスターでは、

　①バイタルサインを正確に測定する

　②測定した値をカルテに記入する（データの書き方、取り扱い）

　③測定値を、SBAR を使って看護師に報告する

　④亡くなった患者のベッドサイドにいる家族に言葉をかける（写真 1-1）

というパート別の演習を行った後、**High-fidelity シミュレータ**[NOTE9]を用いて、訪室して、患者に声をかけて、バイタルサインを測定し、カルテに記載して、看護師に報告するという統合シミュレーションを行う演習が行われていた（写真 1-2）。

それが、第2セメスターでは、成人の呼吸、創傷、循環、神経学的管理がそれぞれ必要なケースをシミュレーションし、第3セメスターでは、母性や分娩、小児の分野に拡大し、さらに第4セメスターでは専門職連携シミュレーションも取り入れられるというカリキュラム構成になっていた[26]。

● シミュレーション教育のアウトカム

看護教育カリキュラムにおいて、臨床実習がシミュレーションに置き換えられてきている状況ではあるが、それをサポートするエビデンスはまだ示されていない。

そこで NCSBN では現在、RN 取得前の教育課程でシミュレーション教育の縦断的全国調査を実施している[27]。

10大学、1000人の学生を対象に、2011年に調査が開始された。臨床実習におけるシミュレーション実習が占める割合別（10％／25％／50％）に学生の学習を評価し、新卒者の知識と技術を臨床現場に応用する能力評価と、シミュレーションにおけるベストプラクティスを評価し、推奨できるシミュレーションカリキュラムの確立を目的としている。

③ 卒後教育におけるシミュレーション教育

米国の高度実践看護師（Advanced Practice Nurse：APN）には、Clinical Nurse Specialist（CNS）、Nurse Practitioner（NP）、Certified Nurse Midwife（助産師）、そして Certified Nurse Anesthetist（麻酔看護師）の4種類があり、大学院レベルで教育されている。

これらの教育カリキュラムにもシミュレーション教育は多く取り入れられている。たとえば、サンフランシスコ近郊オークランドのサミュエルメリット大学大学院の麻酔看護師

NOTE

9 ▶ **High-fidelity シミュレータ**とは、高機能のシミュレータのこと シミュレータについては第4章 4.2 で詳述している

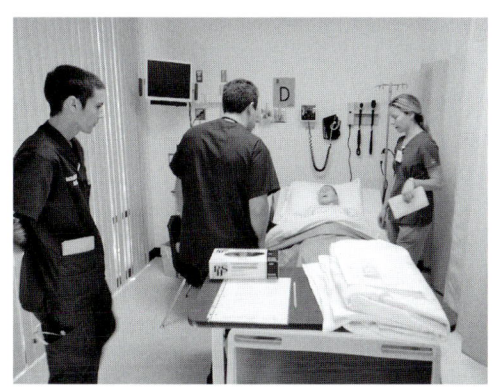

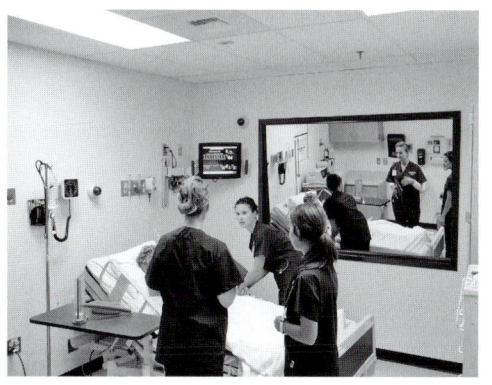

写真1-1　患者の家族への説明　　　写真1-2　統合シミュレーション

のプログラムでは、臨床実習に出る前に、「気管挿管する」という単純なシナリオから「麻酔をかけてから醒めるまで管理する」という複雑なシナリオまで、30のシナリオを用意してトレーニングを行っている[28]。また、フロリダ州のマイアミ大学看護学部の大学院では、麻酔看護師養成のため、薬剤に対する生理的反応を再現できる高機能シミュレータを使ってシミュレーションを、手術室を再現したシミュレーションルームで実施している。カリフォルニア大学ロサンゼルス校（UCLA）看護学部大学院でも、CNSコースでシミュレーショントレーニングを導入しており、実習前の評価としてもシミュレーションを取り入れている。

4　指導者育成、センターの運営や予算の確保

本項では、米国におけるシミュレーションの指導者育成やシミュレーションセンターの運営状況から、日本の今後の課題を展望してみたい。

●指導者育成における課題と支援

まず、前述したNCSBNによる2010年の全国調査で、76％の施設が、指導者はシミュレーションをファシリテートする訓練をさらに行う必要がある、と回答していた。

また、教員にシナリオを書くトレーニングを行っている施設は29％、シナリオのテストランを行っている施設は44％であった。72％の施設でシナリオの質を学習者（学生）が評価していた。また、69％がシミュレーションをコントロールして実行し、学生を観

察するのに十分なスタッフがいないと回答していた[24]。

この結果からさらなる指導者の能力涵養、人員配置が必要であることが浮き彫りとなった。

この対策としてNLNは2012年からSIRC（The Simulation Innovation Resource Center）というオンラインのe-ラーニングサイトを開設し、シミュレーション教育を行う指導者支援を行っている[28]。また、看護界でシミュレーション教育と学習環境についての窓口となり、臨床シミュレーション方法論や教育環境に関する研究を奨励し、根拠に基づく看護実践を普及させることを目的とした**INACSL**[NOTE10]（The International Nursing Association for Clinical Simulation and Learning）[29]も活動を行っている。ほかに、各地のシミュレーションセンターもシンポジウムを開催するなど、積極的な啓蒙活動を行っている[30]。

2012年6月からは**SSH**[NOTE11]（The Society for Simulation in Healthcare）が、CHSE（Certified Healthcare Simulation Educator）というシミュレーション指導者の資格認定を開始している[31]。

●シミュレーションセンターの管理・運営システム

指導者育成に加えて、シミュレーションセンターの管理・運営も大きな課題である。運営予算の確保策として米国では、政府の補助金、寄付金のほか、学生から実習費を徴収している。また、2011年のNLNカンファレンスでは、患者安全の面からシミュレーション教育の必要性を強く訴えて活動し、政府からの予算獲得につなげていくことが、総会で宣言された。

また、米国ではシミュレーションセンターを有効活用するため、複数の学部や大学によって共用施設として運営される例もある[25]。多くのシミュレーションセンターには専任職員が複数名おり、以下のように役割分担されている。

- ディレクター（センターの統括）
- 財務担当者
- スケジューリング管理者
- シミュレーション教育についての教員へのアドバイザー
- IT技術者（シミュレータのプログラミング、サーバ・コンピュータのメンテナンス）
- アシスタント（シミュレーションルームのセッティングや片付け、消耗品の在庫管理）

> **NOTE**
> 10 ▶ INACSLとは、看護臨床シミュレーションを扱う国際的な学会
> 11 ▶ SSHとは、米国における多職種によるシミュレーションを扱う学会

● **先進事例から考える、わが国の今後の課題**

　日本の看護教育においては、教室や看護実習室で事例を用いたり、学生がお互いに看護師役・患者役をしたり、技術演習と称した広義のシミュレーション教育を行ってきた。また、臨床実習前には技術チェックも行われてきた。

　しかし、この技術チェックと狭義のシミュレーションのあいだには大きな差異がある。具体的には、シミュレーション学習では失敗が許されていること、評価されないこと、繰り返し実施できること、教員に指摘されるのではなく、デブリーフィングを通して学生が自分で振り返り、みずから気づくことができる点である。

　タスクトレーナーやシミュレータを用いて基本的看護技術を学び、事例を用いて臨床的思考を展開し、最終的に学生が、知識・技術・態度を統合して、臨床実習さらには卒後の臨床現場での実践につなげていくには、シミュレーション学習が必須のものとなる。

　特に、高機能シミュレータや模擬患者を活用した **High-fidelity シミュレーション** は、知識・アセスメント・臨床的思考・看護技術の統合に活用できる。
NOTE12

　シミュレーションを看護教育に取り入れるためには、指導者が従来の教え方を新しいアプローチに変えなければならない。そのためには、カリキュラムもシミュレーションをサポートする内容に変える必要がある。米国では、大学の各科目担当教員がシナリオ作成、シミュレーションプログラムを協働で行っている。

　知識やスキル、専門職としての態度を段階的に繰り返し学べるよう、全教員が協力して、コンピテンシーに基づいたカリキュラムに変換すべきである[23]。同時に、教育目標に沿って、シミュレーションを設計、デザインできる人材（シミュレーションデザイナー）を育成する必要がある。こうした人材と指導者が協働してシミュレーションプログラムを作成すれば、教員の負担を軽減できる。また、指導者間でネットワークをつくり、教材や指導法を共有することで、看護教育全体の質保証や、シミュレーション教育の共同研究も可能となる。

　次節以降では、他職種でのシミュレーション教育への取り組みを紹介する。チーム医療の時代、職種が協働する場面を想定したチームシミュレーション教育の積極的な実施も、今後の課題である。

---

12 ▶ **High-fidelity シミュレーション**
とは、より臨床現場に近い状況を再現したシミュレーション
Fidelity については、第3章 95-96 ページにおいて詳述しているので参照してほしい

1.7 医学分野における シミュレーション教育

　筆者は、シミュレーションに新しい医学教育としての可能性を感じ、ハーバード大学の関連病院であるマサチューセッツ総合病院（Massachusetts General Hospital：MGH）救急部のスタッフとして診療とレジデントの指導をしつつ、ハーバード大学医学部にてシミュレータを使った教育・研究を行い 2011 年に帰国した。これまでの経験から、医学教育分野、特に米国におけるシミュレーション教育の実情を紹介したい。

1 医学教育におけるシミュレーション教育の歴史

　まず、医学教育においてシミュレーション教育が活発になった経緯であるが、主な要因として「患者安全への意識の高まり」「経済的な圧力」「高度化する医療」「効率的な教育の必要性」がある。

　米国でシミュレーション教育の先陣を切った科の 1 つは麻酔科である。1950-70 年に麻酔科では麻酔に関連する事故死が 1 万人に 3-4 人と、現在に比べるとはるかに高い水準で推移していた。これを改善すべく 1985 年に Piearce や Cooper らによって Anesthesia Patient Safety Foundation（APSF：麻酔患者安全基金）が設立された。この団体は他の診療科に先駆けて患者安全のための教育／研修・研究・分析を行っていた。

　1991 年、Leape らによる Harvard Medical Practice Study の結果が発表され 3 万件のカルテ分析結果から 3.7％に医療事故が起きていることが知られることとなった。その後この流れは、米国医療の質委員会（Institute of Medicine：IOM）による "To Err Is Human"（人はだれでも間違える）につながり、患者安全を推進する決定的流れとなった。
^{NOTE13}

　患者安全への意識が急速に高まるなか、シミュレーション教育は、前節 1.6 で解説した CRM やチームトレーニングを教えることでより安全な医療チームをつくり出すこと、ACLS など緊急蘇生の教育を標準化すること、侵襲的な手技の教育の標準化をすることなどを通じて、そのニーズに応える教育方法として評価されるようになった。

　上記に加えて、2000 年代から米国・英国などで導入されるようになった「Pay for

NOTE
13 ▶この間の米国での取り組み、経緯は 1.6 で詳述しているので、参照してほしい

Performance（P4P）」もこの流れを後押ししている。P4Pとは、医療機関へのインセンティブ制度で、質のよいサービスを提供した医療機関には、高い診療報酬が支払われるというもの。米国における本制度導入の背景には、標準的レベルの医療が十分に実施されていないことがIOMから報告されたことがある。医療の質を示す指標に基づいて医療機関のパフォーマンスが測られ、インセンティブが支払われる。多くの病院にとってこのインセンティブが支払われるか否かは、経営に非常に大きな重みをもつものである。したがって、臨床指標改善の一助、ひいては経営状況の改善につなげる方策として、CRMやチームトレーニング、手技のトレーニングなど、診療技術の向上をめざすシミュレーション教育に関心が集まるようになったのである。

2　卒前教育におけるシミュレーション教育

　次に卒前教育におけるシミュレーション教育の導入状況について述べる。
　Preclinical（ベッドサイド実習前）の教育において、PBL（Problem-Based Learning、問題解決型学習）が注目されるようになって久しい。1985年にハーバード大学医学部で始まったPBLは、医学生が生涯にわたり学習ができるように、少人数のグループで学習し、繰り返し内省を行いながら、学習者中心の教育を展開していくことを大きな柱の1つとしている。
　この方針を生かしつつ、Preclinicalの学生に対し、高度化する臨床現場と結びついた教育を提供する取り組みが、ハーバード大学医学部で開始された。前述のCooperらは1993年にCenter for Medical Simulation（CMS）を設立し、ハーバード大学の教育病院のスタッフに対するシミュレーション教育を開始したのである。その後、同様に、Powloski、Gordonらによって、ベッドサイド実習前の学生に対するシミュレーション教育が提供されるようになった。
　ハーバード大学では、医学部入学後の第1週にバイタルサインの測定方法と簡単な解釈の仕方、そして胸部の聴診について学ぶ。午前中にバイタルサインについて学んだ学生は午後に早速"患者"を診る。この"患者"とは、内科・救急医学・外科・麻酔科のスタッフ医師に操られた高性能シミュレータである。「喘息・気胸・前壁梗塞・下壁梗塞」の4つの症例を教員が助け舟を出しながら経験させる。診察が終わると全員が着席し、問診・診察・鑑別診断・解剖・生理・病理などを現役の臨床医と小グループに分かれ、議論しながら学んでいく。

入学したばかりの学生対象ではあるが、臨床に即した高度な内容を学習してもらうために、以下のポイントに基づき、シミュレーション教育を実施している。

- 臨床医になる学生が生命科学を学ぶのは、患者のケアのためであること
- チームとして行動し、患者とコミュニケーションをとることが常に求められていること
- 人体は生理学・生化学のように科目別に分かれたものでなく、統合されたものであること
- 実際の臨床現場は講義室のようにリラックスした状況ではない。リラックスした状況で学んだ知識が臨床現場で必ず生きるとは限らないこと
- 患者安全と高度化する医療の卒前からより現場の判断をできる場を提供することで、効率的な学習（Accelerated learning）を提供することが可能であること

　米国の医学教育では、呼吸器学や消化器学、薬理学などでもシミュレーション患者を診療したうえで、関連項目を勉強するカリキュラムとなっている。

　日本の医学教育カリキュラムでは、医学生が実践参加する実習は困難であり、また研修医も十分な手技経験を積むことが難しいという問題があるが、シミュレーション教育は患者の安全を保ちながらこれらの問題を解決し、日本の卒前・卒後教育を変える鍵になりうるものと考えられる。

　日本でいうベッドサイドでの教育（米国では Clinical Clerkship）が始まると、救急、外科、内科、ICU、麻酔科などではよく教育の一環として、ベッドサイドでシミュレーションを通じてより高度な判断を要する症例や侵襲的な手技を学ぶ。MGH の外科では外科のローテーション中に Surgical Clerkship Simulation というものがあり、中心静脈、胸腔穿刺、腹腔穿刺、縫合、外傷初療（JATEC の短縮版のようなもの）、チームトレーニングなどを1週間にわたり救急と外科の指導医から重点的に学ぶようにカリキュラムが組んである。これらに加えて、卒前の選択授業として救急シミュレーションというものがあり、就職先も決まり、これから研修医としてのスタートを切る前に Boot camp（新兵訓練プログラム）のように学ぶことで、臨床現場に備えたいという学生のニーズに応える授業もある。

3 卒後教育におけるシミュレーション教育

　米国の救急医学レジデンシーのカリキュラムのほとんどは、週1日5時間の講義を3-4年間行い、広い分野の知識の獲得をめざすプログラムとなっている。全米において優れた病院として著名なメイヨー・クリニックでは、そのうちの25％を座学ではなく参加型のシミュレーション教育に費やしている。

　1時間×3回のシミュレーション学習を半日かけて行う。1時間のうちに、2-3例の模擬患者もしくはマネキンに、1年目研修医（インターン）が最初に対応し、2、3年目のレジデントが後から加わって全体を管理するプログラムである。

　これを3年間実施し、外傷や蘇生はもちろん、さまざまな主訴から各疾患への対応方法を学んでいく。なかには社会的に難しい状況にある患者や対応が難しい患者、"Do-Not-Resuscitate：DNR" との意思表示のある患者の救急部での看取り、家族などへのアプローチも織り込まれており、コミュニケーションの取り方、チーム医療も学習できるよう工夫されている。

　前述のように患者安全や質管理の観点から、侵襲的な手技のシミュレーション研修を行ったうえで、認定を付与する施設が増えている。中心静脈カテーテル挿入のシミュレーションはその1例であり、シミュレーション研修を行うことでカテーテル関連感染症が有意に減少するというアウトカムもすでに証明されている。

●チームパフォーマンスを高めるシミュレーション研修

　MGHでは、このような知識・技術・態度の涵養を目的としたシミュレーションだけでなく、チームの一員として働けるスタッフ育成をめざし、CRMなどのチームトレーニングとしてのシミュレーションを研修医の時代から行なっている。

　院内蘇生チームの一員である内科シニアレジデント、内科レジデント、CCUレジデント、麻酔科レジデント、看護師が一堂に会して研修を行う。複数の蘇生の症例を通じて、役割分担しつつ助け合う（role clarity, using support）、冷静に状況を俯瞰できるようにリーダーは手技やタスクに入らない（closed loop communication, avoid fixation）、施設の構造や物品について習熟すること（manage resources）、自己の考えを言語化し共有することでチームとしての目標を確認する（shared mental model）などCRMの原則を学ぶ。

4 ナースプラクティショナーの教育

　卒後臨床研修評議会（Accreditation Council for Graduate Medical Education：ACGME）が研修医の総労働時間が週80時間を超えないように厳しく制限していることもあり、米国の教育病院では、ナースプラクティショナー（NP）や医師助手のフィジシャンアシスタント（PA）が、以前は研修医によってカバーされていた業務に多く採用される傾向がみられる。彼らは教育機関に通い、州免許をもって診療するわけであるが、医師との違いは、医師のレジデンシーのように、しっかりとしたアウトカムが規定された研修が、現時点ではない点である。

　もちろん綿密に練られた研修が実施されるのだが（特にNPでは急性期、小児科、家庭医療、成人、老年内科などの専門性を選択して入学することが現在は多い）、やはり実地の業務となるとすぐに適応できるわけではない。

　彼らに対し、MGHの一般内科、腫瘍内科では、採用後のオリエンテーションの一環として半日間、急性期症状への対応のシミュレーションを行う。もちろん彼らはACLSなどの標準的な蘇生コースは受講しているが、蘇生に至ることを回避するために、急性症状への積極的な診断・治療のアプローチ、病院のプロトコールの確認、ラピッドレスポンスチーム（RRT）を呼ぶタイミング、今すぐ主治医を呼ぶべきか、検査をオーダーしてから呼ぶべきかなど、より現実に即した内容をシミュレーション教育にて提供することで病棟業務にスムーズに入れるようになっている。

5 医学シミュレーション教育のアウトカム

　シミュレーション教育の研究では、参加者の自己評価を中心としたアンケート調査が非常に多くみられるが、ここではカークパトリックモデル（図1-13）によるプログラム評価におけるレベル3（行動変容）もしくはレベル4（患者アウトカム）を中心に紹介したい。

　学生のレベルでは残念ながら行動変容を評価することが難しいのだが、Preclinicalレベルでの評価研究としては、Gordonらが行った生理学のモジュールにおける比較試験が知られている。それによると、同一内容をシミュレーションにて学習した群が、シミュレーション直後の試験で対照群に比べてよりよい成績を収めた。また別の報告で後ろ向き研究ではあるが、レベル3の研究としてシミュレーション教育がより強調されたACLSコー

図1-13 カークパトリックモデル

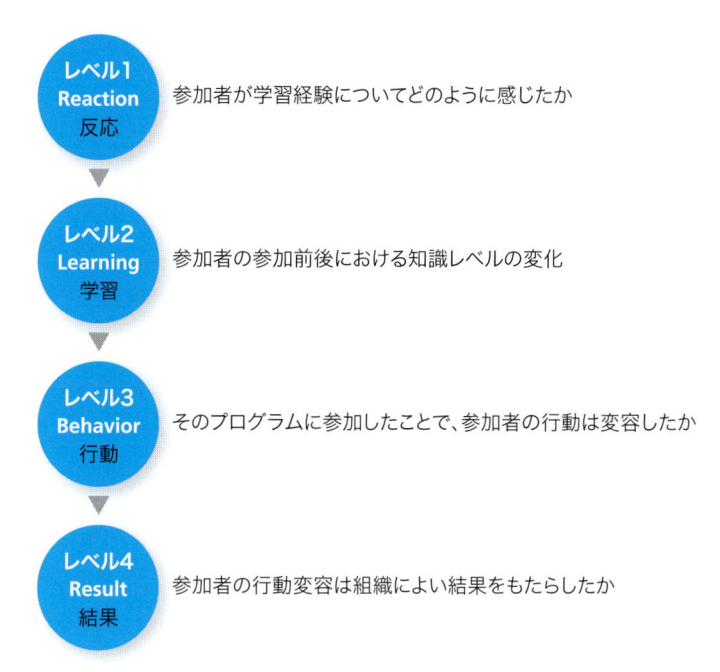

- レベル1 Reaction 反応：参加者が学習経験についてどのように感じたか
- レベル2 Learning 学習：参加者の参加前後における知識レベルの変化
- レベル3 Behavior 行動：そのプログラムに参加したことで、参加者の行動は変容したか
- レベル4 Result 結果：参加者の行動変容は組織によい結果をもたらしたか

スを受けたレジデントの群が、心肺蘇生のプロトコールにのっとってより正確に蘇生を行ったという報告もある。

　手技の分野でも、中心静脈カテーテル挿入の標準化されたシミュレーション研修を行ったICUと対照ICUにおける中心静脈カテーテルの感染率を比較した研究があり、シミュレーション群ではほぼ感染率が0％近くまで下がった（カークパトリックモデル レベル4）という報告がある。またYaleらは前向きランダム化試験にてシミュレーション教育にて中心静脈カテーテル挿入の研修をしたレジデントの群が穿刺の回数が有意に少ないという報告をしている。

　加えて臨床医においても、麻酔科でシミュレーショントレーニングを受けた医師は、過誤による支払いが少ないというデータがあり、ハーバード大学の関連教育病院の医療過誤保険会社（CRICO）では、シミュレーションを使って急変時の対応をトレーニングする科の医療過誤保険の掛け金を減額している。

　このように卒前でも卒後でも、手技であっても知識や行動レベルであっても、シミュレーション教育によるさまざまなアウトカムが報告されており、今後、多くの研究がなされることが望ましい。

❻ 指導法・インストラクターの養成

　シミュレーションセンターの運営に複数のインストラクターが必要であることは明らかである。しかしながら、インストラクターをどのように確保するかというのはどのセンターにとっても悩みの多いところである。

　うまく運営している施設例を紹介したい。Partnersという病院グループに属する病院附属のシミュレーションラボであるMGH Learning Laboratory、BWH[NOTE14] Stratus center for Medical Simulationの双方では、シミュレーションセンター長に加えて、救急、集中治療、内科、外科、麻酔科、小児科、産婦人科、看護部などのシミュレーション教育にかかわる部署の指導医が、シミュレーションセンターのスタッフとして指導や運営にかかわっている。

　MGH Learning Laboratoryのコアスタッフは、MGHのIHPという大学院のシミュレーションインストラクターコース[NOTE15]を修了している。シミュレーション教育を提供するだけでなく、各部門で新たなシミュレーションプログラムの立ち上げがあるときには、教育コンサルタントとして各部門のインストラクターが行った教授法に対し、フィードバックを行っている。またシミュレーションセンターでは、前述したMGH-IHPのコースに、毎年数名の若手指導医が参加できるように予算確保がなされており、インストラクター養成を組織的に行う体制が取られている。

❼ シミュレーションセンターの管理・運営システム、予算・人材確保

　前述のPartnersグループ内の2つの大病院MGHとBWHであるが、それぞれのシミュレーションセンターの運営形態は大きく異なっている。BWHでは救急部がメインの成立母体となっており、完全な独立採算をめざしている。このため、運営やインストラクターには各科の医師が参加をしているが、救急部以外の部門がStratus Centerを使うときには、同じ病院の内部であっても課金が生じる。

　一見ドライにみえるこのシステムであるが、シミュレーションセンターの運営にはかなりの人的・物的リソースが必要であり、質の保たれた教育を通じて診療を改善するためには、このように持続可能な資金が必要となる。実際、物品の新規購入だけでなく、物品のメンテナンスや設営、シミュレータの調整、消耗品の購入、シミュレーション技術者やセ

NOTE

14 ▶ BWHとはBrigham and Women's Hospitalの略称。MGHと同様、ハーバード大学の関連病院である

15 ▶ このシミュレーションインストラクターコースに参加するためには、Harvard Macy Instituteの指導医養成コースとCenter for Medical Simulationの指導者養成コースの受講が参加の前提条件となっている

ンターの事務など多くのリソースが日々の運営に必要となる。

　また、もっとも重要な予算として、シミュレーションセンターのコアの指導者となる医師や看護師などの給与の源泉を確保する必要がある。彼らに、臨床の時間を減じてシミュレーションセンターの業務に専念してもらうためだ。

　一方、MGHではシミュレーションセンターの活動を通じて医療の質を向上させ、安全な医療を患者に提供するために、採算ベースとは別に位置づけ、シミュレーションセンターに年間日本円で1億円程度の予算が用意されている。この予算の使い道は前述のBWHとほぼ同様である。

8　今後の課題

　米国の多くのシミュレーションセンターにおいて、心肺蘇生、外傷蘇生、小児蘇生などの基本的な標準化コースが提供されている。現在では、これらに加えて患者安全や医療の質向上につなげる侵襲的手技のシミュレーションやコミュニケーションなどを強化するCRMやチームトレーニングなどが行われている。しかし、現状では種々のエビデンスが集積しつつあるものの、人的・物的リソースが多く投下されるシミュレーション教育が実際の臨床現場でどのように役立っているのかを検証する論文はまだまだ十分ではない。

　このため現在、多くのシミュレーションセンターにおいて、一見魅力的な教育プロセスであるシミュレーション教育が、実際の臨床現場でどのようなアウトカムにつながっているかを検証する研究が行われている。

1.8 薬学分野における
シミュレーション教育

1 6年制薬学教育の幕開け

　高度化する医療技術や医薬分業に伴う医薬品の安全使用、チーム医療の推進といった社会的要請を受け、質の高い薬剤師の養成が求められるなか、2006年度入学生から薬学部における6年制教育が開始された。

　6年制の薬学教育では医療薬学をはじめとする専門教育に加え、5年次に病院と薬局でそれぞれ11週間におよぶ実務実習の義務化が図られた。従来の知識偏重型の教育から、医療人としての技能や態度の修得をめざし、薬剤師としての臨床的実践力を培うことが目的であった。

　6年制薬学教育で導入された実務実習は、従来の見学型実習と異なり、実際の薬剤師業務を経験する参加型実習であることが大きな特徴である。ここで問題となったのは、薬剤師の指導・監督の下に実務実習が行われるとはいえ、実際の医療現場で薬剤師免許を所有しない薬学生が参加型実習を行うということであった。

　そこで、実務実習に出る前に学内で十分な事前学習を行い、調剤や患者接遇に関する基本を学ぶ。さらに実務実習において薬学生が行う行為の相当性を担保するため、知識・技能・態度を評価する薬学共用試験が行われ、これに合格した者でないと実務実習を行えないこととなった。

2 実務実習前に行う技能・態度教育における シミュレーションの活用

　このように各薬学系大学では、5年次に実施される実務実習に備え、学内で十分な事前学習を行い、薬学生を実務実習へ送り出すためのトレーニングを実施している。

　事前学習では薬剤の調製や調剤薬鑑査、注射剤の調製をはじめとする無菌操作など、薬剤師として必要な技能のほか、患者接遇時の態度やコミュニケーション能力を教育する。

写真1-3 模擬患者への服薬指導

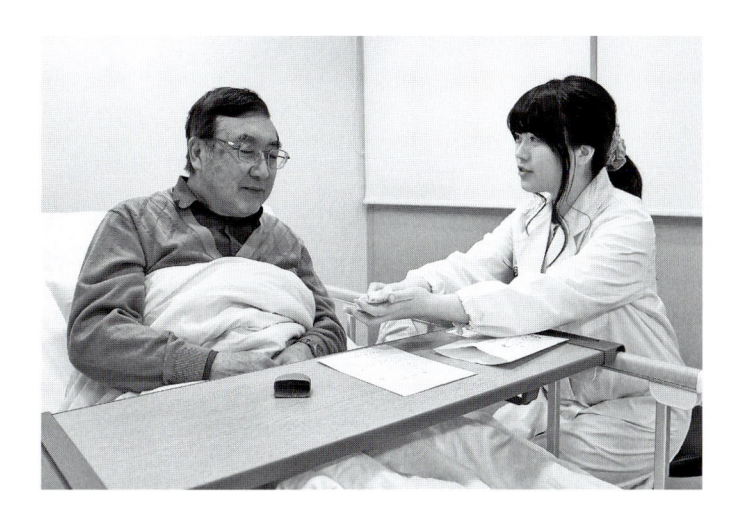

　そのため、各大学では模擬患者を独自に養成するなどして、患者接遇を想定したシミュレーション教育を行っている[37]。具体的には、「病棟での面談」「薬局での患者応対」などの患者・来局者応対や、「病棟での服薬指導」「薬局での薬剤交付」および「一般用医薬品の情報提供」といった服薬指導を模擬患者相手に行う（**写真1-3**）。これらの場面を想定したシミュレーション教育を通じ、薬剤師としての医療面接技能やコミュニケーション能力を養う態度教育を実践している。さらに事前学習で修得した患者接遇に関する技能や態度は、先に述べた薬学共用試験でも評価され、実務実習に臨むにあたり、必須の能力となっている。

　このように模擬患者を活用したシミュレーション教育は、従来の薬学教育では教育することの難しかった「患者の背景や気持ちの理解」や「医療の担い手として薬剤師が責任をもつ姿勢」といった態度教育を可能にした。

3　薬学教育におけるフィジカルアセスメント

　上述のように、6年制薬学教育が推移するなか、2010年4月に厚生労働省医政局は「医療スタッフの協働・連携によるチーム医療の推進について」という通知を出し、薬剤師を積極的に活用することが可能な業務として9項目を示した[38]。

　そのなかで、「薬物の血中濃度や副作用のモニタリング等に基づき、副作用の発現状況

や有効性の確認を行うとともに、医師に対し、必要に応じて薬剤の変更等を提案すること」という事項が挙げられた。副作用の発現状況や薬物の有効性の確認を実施するにあたっては、患者との会話を通して見出すコミュニケーション能力だけでなく、薬学的見地から的確に患者の状況を把握するためのフィジカルアセスメント能力も求められる。

このような流れを受け、全国の薬学系大学では近年、「医療安全の確保」と「医薬品の適正使用」に資する薬剤師の輩出を目的に、バイタルサインの測定技術とフィジカルアセスメントをはじめとする臨床技能教育を積極的に導入・実施しており、すでに約70％の薬学部で実施されている[39)-41)]。

そしてこれらの臨床技能教育は、単に技能の修得に留まるのではなく、薬剤師の視点からのアセスメント能力を身につけるため、副作用の検知や薬効評価、投与設計の提案を想定した、患者シミュレータを用いたシナリオベースのシミュレーション教育が実施されるようになっている。

4 薬学系大学におけるシミュレーション教育の一例

薬学系大学におけるシミュレーション教育は、「患者接遇」「薬効評価」および「副作用の検知」の領域で主に取り入れられていることを述べた。ここでは、薬学系大学で行われているシミュレーション教育の一例として、筆者が実施している副作用実習プログラムを紹介したい。

副作用実習での症例は、臨床現場での遭遇頻度や薬剤師国家試験の出題傾向も加味しながら、厚生労働省が作成する重篤副作用対応マニュアルから選定した[42)]。

実習概要を図1-14に示す。限られた時間と教員数で教育を行う必要があるため、グループ単位での学習を基本とし、各グループにおのおの異なる症例を与える。

また、症例調査と患者シミュレータを用いた症例シミュレーションを交代制にすることで、実習時間と教員の不足問題を解決した。グループ学習終了後、「教えは最大の学び」との考えから、グループで調査・シミュレーションした内容を発表会形式で互いに教え合う機会を全員に与えることで、学習者全員に能動的学習を実施させ、かつ他グループの症例についても学習する機会を与えた。

このような一連のシミュレーション教育を通して、副作用の検知から対応までの「技能」と「態度」を学ぶだけでなく、頭で考える「知識」との統合を図った教育を可能にしている。

図1-14 副作用実習の概要

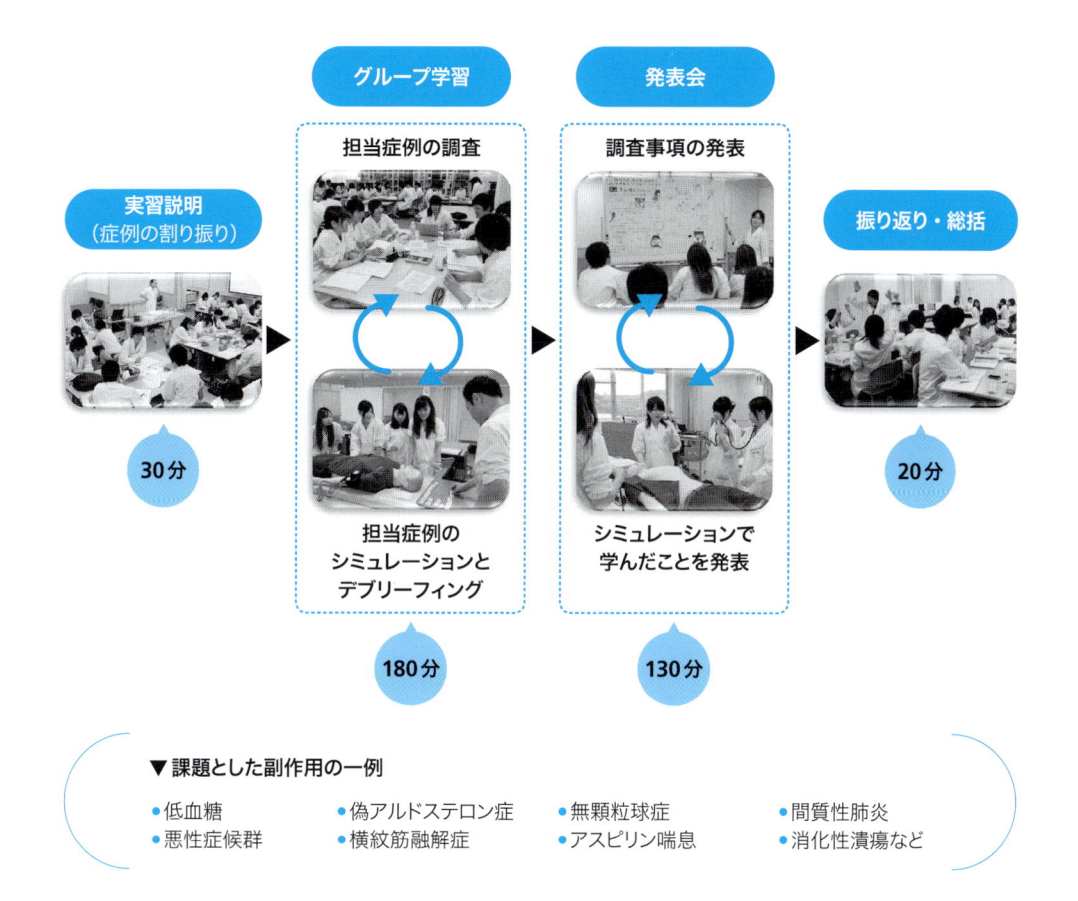

グループ学習
- 担当症例の調査
- 担当症例のシミュレーションとデブリーフィング

発表会
- 調査事項の発表
- シミュレーションで学んだことを発表

実習説明（症例の割り振り） 30分
グループ学習 180分
発表会 130分
振り返り・総括 20分

▼課題とした副作用の一例
- 低血糖
- 偽アルドステロン症
- 無顆粒球症
- 間質性肺炎
- 悪性症候群
- 横紋筋融解症
- アスピリン喘息
- 消化性潰瘍など

　疼痛や発熱・脱水・便通異常・不眠などへの薬剤の選択や使用、副作用出現時や症状改善時の薬剤の変更・中止などについては、日常臨床において頻繁に発生する症状・病態であり、看護師の先生方にも関心の高い内容ではないだろうか。今回紹介した、副作用をはじめとする薬剤を題材としたシミュレーション教育は、薬学分野だけでなく看護の分野でも導入する価値はあるであろう。

5　薬剤師卒後教育におけるシミュレーション教育

　ここまで卒前教育におけるシミュレーション教育の実施状況を示してきたが、卒後教育

においても徐々にシミュレーション教育が実施されてきている。

　人口の超高齢化に伴いわが国の医療保険制度崩壊が叫ばれるなか、医療費削減の影響もあり、入院期間短縮に比例して在宅患者数が年々増加している。こうした状況を受け、薬局薬剤師の業務範囲も薬局だけでなく患者の居宅にまで拡大し、薬剤管理指導業務遂行のためますます患者とのかかわりが求められている。さらにチーム医療が唱えられているなか、医師・看護師・薬剤師といった異なる医療職種による多角的な患者の観察は、医療安全の面からも重要であり、より高い次元で患者の治療に携わるためにも、薬剤師には患者状態を把握し、他職種と医療情報を共有するための共通言語であるバイタルサインの理解とフィジカルアセスメント能力が求められてきている。このような社会的背景を受け、卒後教育として薬剤師のためのバイタルサイン講習会が大学や病院、さまざまな研究会主催で実施されるようになり、併せて「在宅医療」や「外来化学療法」などをテーマとした、より現場薬剤師にとって身近で実践的なシチュエーションをベースとしたシミュレーション教育が行われるようになってきた[43)-45)]。

6　薬学分野におけるシミュレーション教育の課題

　ここまで述べてきたように、薬学分野でのシミュレーション教育は「6年制薬学教育の実施」と、「医薬品の適正使用を推進するためのフィジカルアセスメント」に対するニーズの高まりを背景に、近年急速に発展してきた。

　しかし薬学分野において、シミュレーション教育を導入する取り組みは、いまだ緒に就いたばかりであり、シナリオ作りや学習方略の立て方などのノウハウは他の医療系教育に後れをとっている感がある。

　さらに薬学部は1学年あたりの学生数が比較的多いため、シミュレーション教育を実施するうえで、相対的にインストラクター数が著しく不足しているのが現状である。したがって、今後薬学教育において十分なシミュレーション教育を実践し、普及させていくためには、学習方略に沿ったシナリオ作成の質的向上を図るとともに、薬剤師の視点から学習者に気づきを与えることができるインストラクターの養成が急務である。

　医療現場ではチーム医療のさらなる進展がテーマとなっているが、わが国の薬学系大学は単科大学が多いという事情もあり、学生のうちに、他職種の医療に対する心構えや考え方に触れることが難しい環境にある。一部の薬学系総合大学では、この問題を解決すべく学部を超えて、多職種連携をめざした教育がすでに行われている。テクノロジーの進歩に

より近年、遠隔地をインターネット回線などで結んだシミュレーション教育が実施され始めている。このような手法を取り入れたシミュレーション教育は、単科の医・歯・薬・看の教育機関を結ぶことを可能にし、今まで難しかった多職種連携教育を支えるツールとして、有効な選択肢の1つになり得る可能性がある[46),47)]。今後は学部や大学を超えて、真の多職種連携をテーマとしたシミュレーション教育が行われることが、日本の医療水準のさらなる向上に貢献すると確信する。

引用・参考文献

1) Kohn, L. T., Corrigan, J. M. Corrigan, Donaldson, M. S., 米国医療の質委員会・医学研究所編(1999)／医学ジャーナリスト協会訳(2000)．人は誰でも間違える――より安全な医療システムを目指して．日本評論社．
2) 厚生労働省医政局看護課(2013)．看護統計資料 I．就業状況 1．就業者数，平成25年 看護関係統計資料集．日本看護協会出版会．http://www.nurse.or.jp/home/publication/toukei/pdf/toukei01.pdf(last accessed 2014/09/25)
3) Cruess, S. R., Johnston, S., Cruess, R. L. (2002). Professionalism for medicine: opportunities and Obligations. *Med J Aust*, 177: 208-11.
4) 野村英樹(2008)．健康保険制度における「プロフェッションの自律」．内科系学会社会保険連合 ワークショップ「プロフェッショナリズムと保険診療」http://www.naihoren.jp/gijiroku/gijiroku104/104gian3-1.pdf(last accessed 2013/03/11)
5) 大生定義(2011)．プロフェッショナリズム総論．京府医大誌，120(6)，395-402．
6) Stern, D. T. (2005). *Measuring Medical Professionalism* (1st ed.). New York, NY: Oxford University Press, p.19, Fig2-1.
7) 厚生労働省(2007)．看護基礎教育の充実に関する検討会報告書．
   http://www.mhlw.go.jp/shingi/2007/04/dl/s0420-13.pdf(last accessed 2013/03/11)
8) 厚生労働省(2011)．新人看護職員研修ガイドライン．
   http://www.mhlw.go.jp/shingi/2009/12/dl/s1225-24a.pdf(last accessed 2013/03/11)
9) マーチン・トロウ著(1973)／天野郁夫，喜多村和之訳(1976)．高学歴社会の大学――エリートからマスへ．東京大学出版会．
10) 文部科学省(2012)．教育指標の国際比較 平成24(2012)年版．
    http://www.mext.go.jp/b_menu/toukei/data/kokusai/1318687.htm(last accessed 2013/03/11)
11) Dale, E. (1961). Audio-Visual Methods in Teaching.Holt, Rinehart & Winston of Canada Ltd.
12) 波多野完治(1991)．波多野完治全集8 映像と教育．小学館．
13) 厚生労働省(2011)．看護教育の内容と方法に関する検討会報告書．
    http://www.mhlw.go.jp/stf/houdou/2r9852000001310q-att/2r985200000131'4m.pdf(last accessed 2013/03/11)
14) 厚生労働省(2010)．今後の看護教員のあり方に関する検討会報告書．
    http://www.mhlw.go.jp/shingi/2010/02/dl/s0217-7b.pdf(last accessed 2013/03/11)
15) 阿部幸恵執筆代表(2012)．特集 実践力UP 院内シミュレーション教育最前線．看護展望，38(2)．
16) Benner, P., Tanner, C., Chesla, C. (1992). From beginner to expert: Gaining a differentiated clinical world in critical care nursing, *Advances in Nursing Science*, 14(3), 13-28.
17) Alfaro-Lefevre, R. (2011). Critical thinking, clinical reasoning, and clinical judgement: A practical approach (5th ed). Philadelphia, PA: Saunders (Elsevier).
18) Maliski, S. L. (2009). Educating and supporting Clinical Nurse Specialists: The UCLA Experience. 国際シンポジウム 専門看護師をめぐる展望 報告書，135-141，千葉大学大学院看護学研究科「専門看護師育成・強化プログラム」．
19) Hovancsek, M. T. (2007). Using Simulation in Nursing Education. Jeffries, P. R. (ed), *Simulation in Nursing Education*. New York, NY: NLN, pp.2-7.
20) Cooper, J. B., Newbower, R. S., Kitz, R. J. (1984). An analysis of major errors and equipment failures in anesthesia management: considerations for prevention and detection. *Anesthesiology*, 60, pp.34-42.
21) Helmreich, R. L., Fooushee, H. C. (2010). Why CRM? Empirical and theoretical bases of human factors training. Kanki, B., Helmreich, R., Anca, J. (eds), *Crew Resource Management*. San Diego, CA: Elsevier, pp.3-57.
22) 尾原秀史：シミュレーション教育の現状と問題点(2011)．日本臨床麻酔学会誌，31(5)，762-770．
23) クローズ幸子(2008)．米国における専門看護師・高度実践看護師教育の強化：その動機，現状と未来の見通し．専門看護師育成・強化プログラム キックオフ講演会報告書，61-82．
24) Jeffries, P. R., Kristen, J. R. (2007). Theoretical framework for simulation design. Jeffries, P. R. (ed): *Simulation in Nursing Education*, New York, NY: NLN, pp. 21-33.
25) Hayden, J. (2010). Use of Simulation in Nursing Education: National Survey Results. *Journal of Nursing Regulation*, 1(3), 52-57.
26) 臼井いづみ(2011)．全米看護連盟教育サミットに参加して――シミュレーションセンターの管理・運営，教育プログラムの開発に携わる立場から．看護管理，21(2)，150．
27) NCSBN National Simulation Study.
    http://www.ncsbn.org/2094.htm(last accessed 2013/03/24)
28) The Simulation Innovation Resource Center (SIRC).
    http://sirc.nln.org/(last accessed 2013/03/24)
29) The International Nursing Association for Clinical Simulation and Learning (INACSL). https://inacsl.org/ (last accessed 2013/03/24)
30) Presentations from the 5th Annual WISER Symposium on Nursing Simulation. http://www.wiser.pitt.edu/sites/

wiser/ns12/nursingSymposium12.asp(last accessed 2013/03/24)
31) Certified Healthcare Simulation Educator (CHSE). The Society for Simulation in Healthcare/ Certification. https://ssih.org/certification(last accessed 2013/03/24)
32) Gordon JA, et al. 2010. Early bedside care during preclinical medical education: can technology-enhanced patient simulation advance the Flexnerian ideal? Acad Med, 85(2), pp.370-7.
33) Okuda Y, et al. (2008). National growth in simulation training within emergency medicine residency programs, 2003-2008. Acad Emerg Med, 15(11), pp.1113-6.
34) Gordon JA, et al. (2006). Can a simulated critical care encounter accelerate basic science learning among preclinical medical students? A pilot study. Simul Healthc, vol.1, pp.13-7.
35) Barsuk JH, et al. (2009). Use of simulation-based education to reduce catheter-related bloodstream infections. Arch Intern Med, 169(15), pp.1420-3.
36) Wayne DB, et al. (2008). Simulation-based education improves quality of care during cardiac arrest team responses at an academic teaching hospital: a case-control study. Chest, 133(1) pp.56-61.
37) 平井みどり(2007). 模擬患者(SP)の養成. 薬事, 49(5), 685-689.
38) 厚生労働省医政局長 (2010). 医療スタッフの協働・連携によるチーム医療の推進について. 医政発第0430第1号.
http://www.mhlw.go.jp/shingi/2010/05/dl/s0512-6h.pdf(last accessed 2013/03/24)
39) 高村徳人, 他(2009). 薬学生を対象としたバイタルサイン実習. 薬局, 60(10), 3292-3297.
40) 大井一弥, 他(2009). 薬学生における早期のバイタルサイン実習. 薬局, 60(10), 3298-3303.
41) 内海美保, 他(2010). わが国の薬学部における臨床技能教育の現状. 医療薬学, 36(9), 657-666.
42) 財団法人日本医薬情報センター(編)：重篤副作用対応マニュアル　第1集〜第5集.
43) 徳永仁, 他(2010). バイタルサインに関する生涯教育研修会に参加した病院薬剤師の意識調査と今後の課題. 医学教育, 41(5), 371-374.
44) 北原隆志, 他(2011). 長崎県下における薬剤師のためのフィジカルアセスメント習得コースの構築とその評価. 医療薬学, 37(11), 617-624.
45) 大林恭子, 他(2009). 薬剤師がバイタルサインの測定を習得するための環境と実践. 薬局, 60(10), 3287-3291.
46) 木内祐二(2011). 昭和大学における体系的, 段階的なチーム医療教育. 調剤と情報, 17(11), 1519-1523.
47) 酒井郁子(2011). 千葉大学「亥鼻IPE」の現在　看護学部・医学部・薬学部の連携協働プロジェクトの進化. 看護教育, 52(6), 444-450.

第2章

シミュレーション教育の構造と理論

シミュレーション教育は、単にシミュレータを使用した授業を意味するものではない。臨床を疑似的に再現した状況、コンテクストに学習者が身を置き、そこでの失敗も含めた学習経験を指導者とともに振り返ることを通じ、知識と技術を統合していく能動的な学習形態である。

本章では、学習目標や学習の性質に応じて異なるシミュレーション教育の基本的構造を解説したうえで、指導者が「学習者中心の教育」を実践するために知っておきたい教育／学習理論を解説する。

2.1 シミュレーション教育とは何か

1 シミュレーション教育の定義

　シミュレーション教育とは、実際の臨床場面をシミュレートして（疑似的に再現して）、その環境下で学習者が実際に経験することを通じて学ぶ形式の教育を意味する。筆者は下記のようにシミュレーション教育を定義している。

実際の臨床の場や患者などを再現した学習環境のなかで、学習者が課題に対応する経験と振り返りやディスカッションを通して、「知識・技術・態度」の統合を行うことにより、反省的実践家を育てていく教育

　では、そもそもシミュレーション：Simulationとはどのようなことを意味する言葉なのだろうか。
　辞書『大辞林』には下記のように記されている。

- ある現象を模擬的に現出すること。現実に想定される条件を取り入れて、実際に近い状況をつくり出すこと
- コンピュータなどを使用して模擬的に実験を行うこと

●医療者教育におけるシミュレーション教育
　これを医療者教育にあてはめてみると、「臨床の状況を模擬的に現出すること」と言い換えることができる。さらに、「教育」という言葉と組み合わせると、医療者教育におけるシミュレーション教育は、以下のように定義することができる。

　臨床の事象を、学習要素に焦点化して再現した状況のなかで、学習者が人やものにかかわりながら医療行為やケアを経験し、その経験を学習者が振り返り、検証することに

よって、専門的な知識・技術・態度の統合を図ることをめざす教育（学習）

　この教育は、従来行われてきた指導者が学習者に対して一方的に教える教育とは異なる。**学習者みずからのシミュレーションセッションでの経験に基づいて、その経験を主体的に振り返る**ことによって、知識の補強や、応用方法、適切な態度、医療者としての職業観、倫理観、安全な医療提供の方法（みずからの安全を守ることも含む）、などについて学んでいくプロセスである。

　指導者や教師は、その学習者の学習を支援する役割を務める。つまり、学習者中心の教育、学習支援型教育を実践するのである。

　医学や科学技術の進歩がめざましい現代において、看護師は新たな知識や技術を主体的に学びながら、臨床で応用していかなければならない。看護基礎教育で与えられた知識や技術だけでは追いつかない現状があり、生涯みずから学び続ける力が必要となる。つまりみずから主体的に学習できる看護師を育成するために、従来型の「知識伝達型教育」から、学習者中心の「学習支援型教育」への転換が求められているのである。

2 シミュレーション教育の2つの側面

　医療者教育における「シミュレーション教育」は、大きく「トレーニング（学習）」と「評価」の2つの側面をもっている。

1）「トレーニング（学習）」としてのシミュレーション教育

　看護専門職としての知識・技術・態度の強化（実践力強化）、それらの統合を目的としたものである。

　シミュレーションセッションの後に実施されるデブリーフィングセッション（振り返り）が「学習の核」となり、経験年数を問わず討議したり、事前学習資料を見直したりしながら学習する。シミュレーションセッションでの**失敗は、その後の振り返りのよいテーマとなり、学習者全員の学びに昇華させることができる**。

2）「評価」としてのシミュレーション教育

　シミュレーション教育を通じて、実際の臨床場面ではできない、実践力の評価を目的としたものである。

看護学生であれば、臨地実習前後での技術評価、OSCE（Objective Structured Clinical Examination：客観的臨床能力試験）などがそれにあたる。

卒後教育であれば、新人看護職員の形成評価（初年度の研修過程で段階的に実践力を評価し、その後の課題を明確にするために行われるもの）や総括評価（初年度の研修が終了した時点で、総合的な実践力の評価として行うもの）などが該当する。また、救急蘇生などのアルゴリズム・ベースド・トレーニングコースの最後に、当該コースでの成果を評価することもあろう。

いずれにしても、学習効果あるいは学習を通じて獲得した実践力の評価を行うことを目的にしているので、点数による評価やランク付けも行うことになる。学習者にとっては、失敗しないほうが当然よい結果となる。

3 シミュレーション教育の利点と限界

本項では、シミュレーション教育の利点と限界について提示する。医療者育成にあたる指導者は、学習者とともにめざすゴールを見失わずに、学習者の成長のためにどのような教育方法を選択するのがよいかを、各教育方法の利点と限界とを踏まえて検討すべきであることを強調したい。

1）シミュレーション教育の利点

●患者と学習者双方の倫理と安全を保証

シミュレーション教育で使用するシミュレータや模擬患者は実際の患者ではないので、失敗が許される。患者と学習者双方の倫理と安全を保証した学習を提供することが可能なのである。

安全な学習環境のなかで、学習者の行為に現れた失敗から、知識を補い、未熟な行為を熟達へと転換していく学習過程を経験させることで、臨床での実践力への橋渡しが可能となる。

●学習内容に合わせた、患者状態や状況の設定が可能

シミュレーション教育では、学習目標に合わせて、患者の状態を正常から異常まで設定することができる。コンピュータ制御のシミュレータであればさらにリアリティを高めて学習者に提供することができる。

また、特定の疾患の典型的な状態、緊急的な状態、重篤な状態、対応が困難な状態など、学習者の習熟状況に合わせて設定できる。さらに、学習者が頻繁に遭遇する症例からまれにしか遭遇しない症例まで幅広く提供が可能である。

◉**学習内容や評価に応じて、患者の状態や状況の再現が可能**
　あらゆる患者の状態が再現でき、同一条件下での繰り返しの学習や評価が可能である。

◉**臨床と比べて指導方法の自由度が高い**
　患者の前では、説明しづらい病態生理などについての説明や質問ができ、学習者に考えてもらう時間を確保できる。また、一連の処置やケアを中断して振り返ったり、説明や繰り返し学習が可能である。

◉**録画記録が可能**
　録画が可能なので、学習者や指導者のシミュレーション中の言動を振り返ることができる。

2）シミュレーション教育の限界

◉**患者観察のレベルに対する限界**
　シミュレータを使用した学習の場合は、表情や皮膚の色、皮膚の状態（汗や湿潤、温度感）、体臭や排泄物の匂いなど、嗅覚・触覚を使っての観察に限界がある

◉**臨床現場における実際のケアのレベルに対する限界**
　シミュレータによっては、体位や姿勢に限界があるものもあり（座位がとれない、両上肢が屈曲しないなど）、ケアがしづらい。また、学習者の未熟な技術で生じた苦痛をシミュレータは表現できないために、学習者が行った自分本位な技術や乱暴な扱いに気がつきにくい。

◉**シミュレーション学習が目的化してしまう**
　シミュレータでできる（成功する）ことを目的とした技術練習に陥ってしまったり、シミュレーションでの成功が実際の臨床での成功であると混同してしまうことがある。

◉**技術・行動のみの評価に陥りがち**
　批判的な思考や行動を裏づける知識、倫理観、看護観などを取り上げずに、シミュレー

ション中の技術・行動だけに対する評価に陥ってしまう場合がある。

●運営面と指導者養成上の課題
　多くの費用と時間、設備、スタッフのマンパワーが必要となるほか、現状では指導者養成が課題となっている。

　以上の利点と限界を踏まえて、各施設の現状に沿ったシミュレーション教育の計画・実施を行っていくことが指導者の重要な役割となる。

2.2 シミュレーション教育の一連の流れと構造

1 シミュレーション教育の一連の流れ

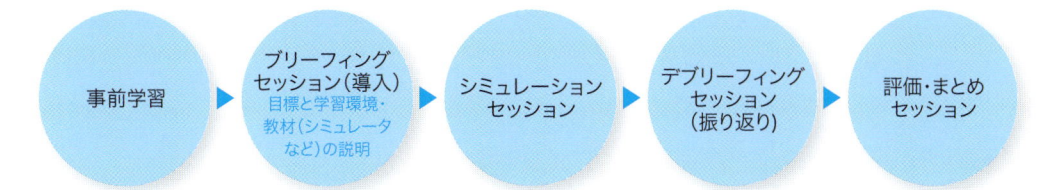

シミュレーション教育の一連の流れを図2-1に示した。

シミュレーション教育では、学習者─指導者間における学習目標の共有、シミュレータの使用方法をはじめとするシミュレーションを行う環境の理解や、シミュレーションセッションでの学習上のルールなどを学習者に説明する「ブリーフィングセッション（導入）」を実施したうえで、「シミュレーションセッション」を実施する。

シミュレーションセッションで学習者が経験をした後に、「デブリーフィングセッション（振り返り）」を行う。デブリーフィングセッションは、学習者が新しい知識やみずからの課題に気づき、シミュレーションセッションにおける失敗も含めた学びを整理する。シミュレーション教育の核となる部分である。デブリーフィングとフィードバックの2つの要素をもつ時間となる。[NOTE1]

図2-1 シミュレーション教育の一連の流れ

事前学習 → ブリーフィングセッション（導入）目標と学習環境・教材（シミュレータなど）の説明 → シミュレーションセッション → デブリーフィングセッション（振り返り） → 評価・まとめセッション

NOTE
1 ▶ デブリーフィング、フィードバックのスキルについては第3章で具体的に解説している

図2-2 シミュレーション教育の構造

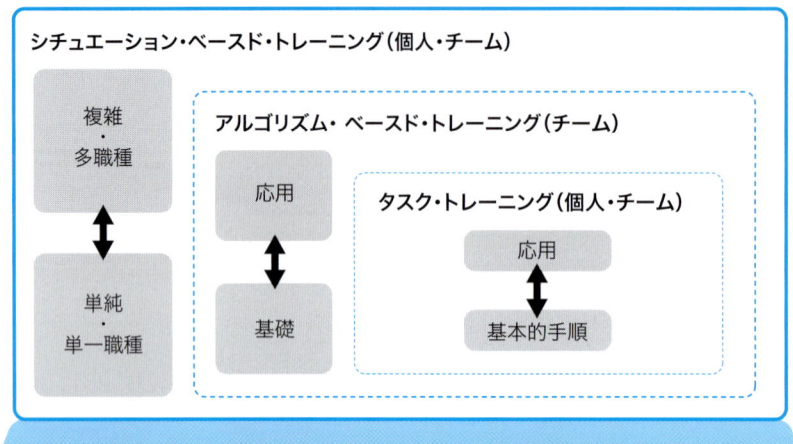

[図：シミュレーション教育の構造
- シチュエーション・ベースド・トレーニング（個人・チーム）：複雑・多職種 ⇔ 単純・単一職種
- アルゴリズム・ベースド・トレーニング（チーム）：応用 ⇔ 基礎
- タスク・トレーニング（個人・チーム）：応用 ⇔ 基本的手順
- 専門的な知識の理解と状況への想像力]

2 シミュレーション教育の構造

　前節で解説した「トレーニング（学習）方法」としてのシミュレーション教育は、育成する技術・能力によって、大きく以下の3つの構造に分かれる（図2-2）。

　基礎的能力として、学習者それぞれが専門的な知識の理解と状況への想像力をもっていることを前提にしている。

1）タスク・トレーニング：個人・チームの技術

　主に注射や採血などの技術、その技術を提供する手順をトレーニングする形式のシミュレーション学習。手順を正確に記憶して実施することができるだけでなく、多様な条件下でも技術が安全・正確に実施できるまでに反復するトレーニング。個人レベル、チームレベル双方での学習が可能である。特定の技術を繰り返しトレーニングすることによって、自己やチームが陥りやすい傾向を見つめる学習機会ともなる。

2）アルゴリズム・ベースド・トレーニング：個人の技術、チーム連携

　危機的な状況下において質が保証された医療を提供するために、標準化されたプロトコールを医療者が身につけるためのトレーニング。

災害や多発外傷などのトリアージ、救命処置が必要となる緊急事態発生時に、ガイドラインに基づいた医療提供ができることをめざすタイプのトレーニングである。

一次救命処置や二次救命処置をはじめとする多くのトレーニングが、国内外の学会や機構、施設などでコース化され、学習プログラムが提供されている（64ページ，column3）。

3）シチュエーション・ベースド・トレーニング：個人のアセスメント能力、チーム連携

ある患者の状態や状況を学習素材として取り上げて、看護を提供していくトレーニング形式のシミュレーション学習。個人レベルからチームレベルまで幅広い学習が可能。

実際の臨床場面を取り上げて経験するため、与えられた状況下での課題を解決していく問題解決型の思考や、実際の看護に至る思考過程（臨床判断）のトレーニング、チーム連携の強化など実践に活かせる学習が可能である。

急変場面、患者への説明、フィジカルアセスメント、看取りなど、シチュエーション・ベースド・トレーニングで取り上げることができる臨床場面は無限にある。本書第5章では、このトレーニング形式のシナリオを取り上げている。

column3 標準的な救命処置を目的とする各種のコース

　危機的な状況下で質の高い医療を提供するためのコースは多岐にわたる。国内外の学会や機構、施設などでさまざまなかたちでコース化され、受講すると認定証が取得できるものもある。多くが、世界共通のアルゴリズムによって、作成されている。

　東日本大震災以降、災害医療にもあらためて注目が集まっている。医療者として平時に何を備えておくべきかおのおのが考えて、継続的なスキルアップに取り組んでいくべきであろう。

【全身】
BLS（Basic Life Support）
ACLS（Advanced Cardiovascular Life Support）
ICLS（Immediate Cardiac Life Support）

【脳神経系】
PNLS（Primary Neurosurgical Life Support）
ISLS（Immediate Stroke Life Support）

【小児】
PALS（Pediatric Advanced Life Support）

【産科】
BLSO（Basic Life Support in Obstetrics）
ALSO（Advanced Life Support in Obstetrics）

【外傷】
JPTEC（Japan Pre-hospital Trauma Evaluation and Care）
JATEC（Japan Advanced Trauma Evaluation and Care）

2.3 【理論①】シミュレーション教育の土台となる教育／学習理論

　シミュレーション教育は、「新教育運動」の流れを引き継ぐものである。新教育運動とは、19世紀後半以降に欧米や日本で展開された教育改革のことである。国ごとに思想や教育方略には違いはあったものの、その時代に先立ち活動した教育者（ルソー、ペスタロッチ、フレーベル）らが提示した「子ども中心の教育」を、根底的な思想として展開した点で共通していた。

　この新教育運動開始以降、19世紀末から20世紀初頭にかけて、多くの哲学者や教育学者らが「<u>学習者中心の教育</u>」「<u>学習者による主体的学習</u>」を促す新しい教育理論を提唱した。

　シミュレーション教育は、さまざまな教育／学習理論や教授モデルを基盤にしている。2.3～2.5ではこの教育を支える主要な教育論やモデルを示す。大きく下記の3つの観点から解説していく。

- シミュレーション教育の土台となる教育／学習理論
- シミュレーション教育のデザインに参考となる教育／学習理論
- デブリーフィングセッション（振り返り）で応用したい教育／学習理論

　2.3～2.5で示す教育／学習理論はシナリオ作成の各段階で参考にしてほしい。第3章図3-1において、シナリオ作成の各段階と理論の関係性をモデルとして示したので併せて参照してほしい。

　なお、本節2.3では、「シミュレーション教育の土台となる教育／学習理論」について、以下に紹介していく。

1 デューイの経験主義的教授理論

　デューイ（John Dewey, 1859-1952）は米国の教育哲学者、社会思想家。彼の教育理論

は、学習者中心の教育、経験主義、反省的思考、問題解決型学習などがその中心をなす。

デューイの学習理論から提示された問題解決型学習は、1925年、メアリー・アデレード・ナッティング（M. Adelaide Nutting, 1858-1948）によってシカゴ大学に看護学講座が設立されたときにも、その教育方法の根底をなすものとして影響を与えた。以下にその特徴を述べる。

1）学習者中心の教育を重要視

デューイは著書『学校と社会』[1]のなかで、「コペルニクスによって天体の中心が地球から太陽に移されたときと同様の変革であり革命である。このたびは子どもが太陽となり、その周囲を教育の様々な装置が回転することになる。子どもが中心となり、その周りに教育についての装置が組織されることになる」と述べ、教師中心から学習者中心へと教育の重心が移動するべきだと強調した。

そして、「成長の第一の条件は、未成熟である」と述べ、未成熟（できない、わからない）な状態こそが、可能性（capacity）や潜在性（potentiality）を秘めている存在であると、常に学習者の未成熟をポジティブに受け止める教育の重要性を説いた。

シミュレーション教育は、学習者中心、経験を重視した教育を基本としている。シミュレーションセッションでの失敗（経験）をも学びに変えていく、指導者―学習者双方の前向きな姿勢が重要なのである。

2）文化を創造する力の育成を提唱

デューイが提唱した教育理論は、知識の一方的伝達を中心とした伝統的な学校教育への批判から生まれた。

「伝統的な教育は学習者を形式に縛り、受動的にさせる。その結果、学習者の個性や創造性が抑圧されて、社会の変化に対応できなくなる」と彼は主張した。これは、現代の医療者教育にも通じる。

また、著書『民主主義と教育』[2]のなかで「教育とは、経験の意味を増加させ、その後の進路を方向付ける能力を高めるように経験を改造あるいは再組織することである」と述べている。

つまり彼が志向した教育とは、単に文化を伝えることではなく、変化する時代や社会のなかで、文化を新しく創造していく力を育てることをめざすものであった。変化の激しい現代の医療界を支える人材教育においても、伝統的な知識や技術、医療文化を常に時代に即したありように再構成し、創造し続けていく力を育む必要がある。

3）経験主義（問題解決型学習）の重視

　学習者自身による問題解決や文化の創造を重視したデューイの学習理論による学習方法は、「問題解決型学習」と呼ばれた。

　ある知識や技術を学ぶ際には、その知識、技術だけを切り出して教えるのではなく、学習者自身が何らかの問題解決をする経験を通してそれらを修得することで初めて意味が生まれる、という理論である。現在のPBL（Problem-Based Learning）などの学習形態にも反映されている。

　この理論を教育現場で実現するためにデューイは、学校のカリキュラムに「仕事」（occupation）を盛り込むことに取り組み、みずから実験学校をつくって実践し、著書『学校と社会』においてその成果を発表した。彼が実験学校で子どもたちに取り組ませた「仕事」には以下の3つの条件があった。

- 専心的活動（心が奪われるほど集中する活動）であること
- 人間が協同しながら自分たちの生活をよりよいものにしてきたということがわかること
- 子どもたちが協同して活動を体験できること

　そして、教育の役割を「<u>子どもたちの自発的な成長を促す経験の場を整えることである</u>」と位置づけた。

　デューイの実験学校を、現在、医学部・医科大学や各病院などに開設されている「クリニカルシミュレーションラボ」「スキルスラボ」や「シミュレーションセンター」に置き換えるとわかりやすい。

　シミュレーション教育は、ラボやセンターで疑似的に実際の臨床を再現し、そこで臨床で起こり得る問題に対峙し、解決しながら学習を進めるものである。

　ここでシミュレーション教育とは、単にシミュレータを使用して手技を練習するだけではないということを強調しておきたい。あらゆる臨床の場面を再現し、その場で学習者が経験を積み重ねることによって意味のある教育となる。シミュレーションで取り上げる臨床場面と指導者らの学習の支援のあり方が、シミュレーション教育の効果を左右する。

4）経験からの反省的思考の育成

　デューイは著書『民主主義と教育』のなかで、「知性的である」ことは、「行動できる」ことだと述べた。

　彼のいう経験主義とは、実際の練習、体験を積み重ね、その一連の文脈、状況における

NOTE

2 ▶ デューイが創設した「実験学校（laboratory school）」とは、実際の社会をすべて学校内で再現して生活・仕事を通して学ぶことを目的としていた

さまざまな失敗や成功経験を反省的に振り返るプロセスを経ることで、「行動できる」状況に至る、という考え方である。裏を返せば、行動することによって目的が実現されていくという論である。

このようにデューイは、<u>経験から学ぶ反省的思考（reflective thinking）を重視</u>した。これが後に、ショーンの省察的実践家の考え方につながっていく。シミュレーション教育におけるデブリーフィングセッション（振り返り）の意義を理解するうえで大切な考え方である。

2 コルブの経験学習理論

組織行動学の立場からコルブ（David A. Kolb, 1939-）は、「経験学習モデル」（experimental learning theory）を提唱している。シミュレーション教育は、経験に基づく学習であるため、この理論はもっとも重要な理論となる。

経験学習モデルで提示された、経験に基づく学習のサイクルを以下の4つに整理した。

(1) 具体的経験（Concrete Experience：CE）
(2) 経験を振り返る。内省的観察（Reflective Observation：RO）
(3) 経験を振り返ることで知識と技術を統合する。抽象的概念化（Abstract Conceptualization：AC）
(4) ACで得られたものを、新たな状況に適応させてみる。能動的経験（Active Experimentation：AE）

図2-3に示したように、CE → RO → AC → AE という循環のサイクルを積み重ねることによって、到達したい目標に向かうというプロセスである。

この学習サイクルは、2つの軸から説明できる。

第1軸は、「具体的経験（CE）」と「抽象的概念化（AC）」を結ぶ軸である。「理解の次元」を定義するものと解釈することができる。

第2軸は、「内省的観察（RO）」と、「能動的経験（AE）」を結ぶ軸である。経験を深める内省的観察と、その経験をみずから解釈して理解し、表出してみようという積極的な（能動的）経験の対局を結ぶもので、「行動変容の次元」を定義するものと解釈することができる。

> **NOTE**
> 3 ▶ショーンおよび省察的実践家については本章81ページを参照のこと

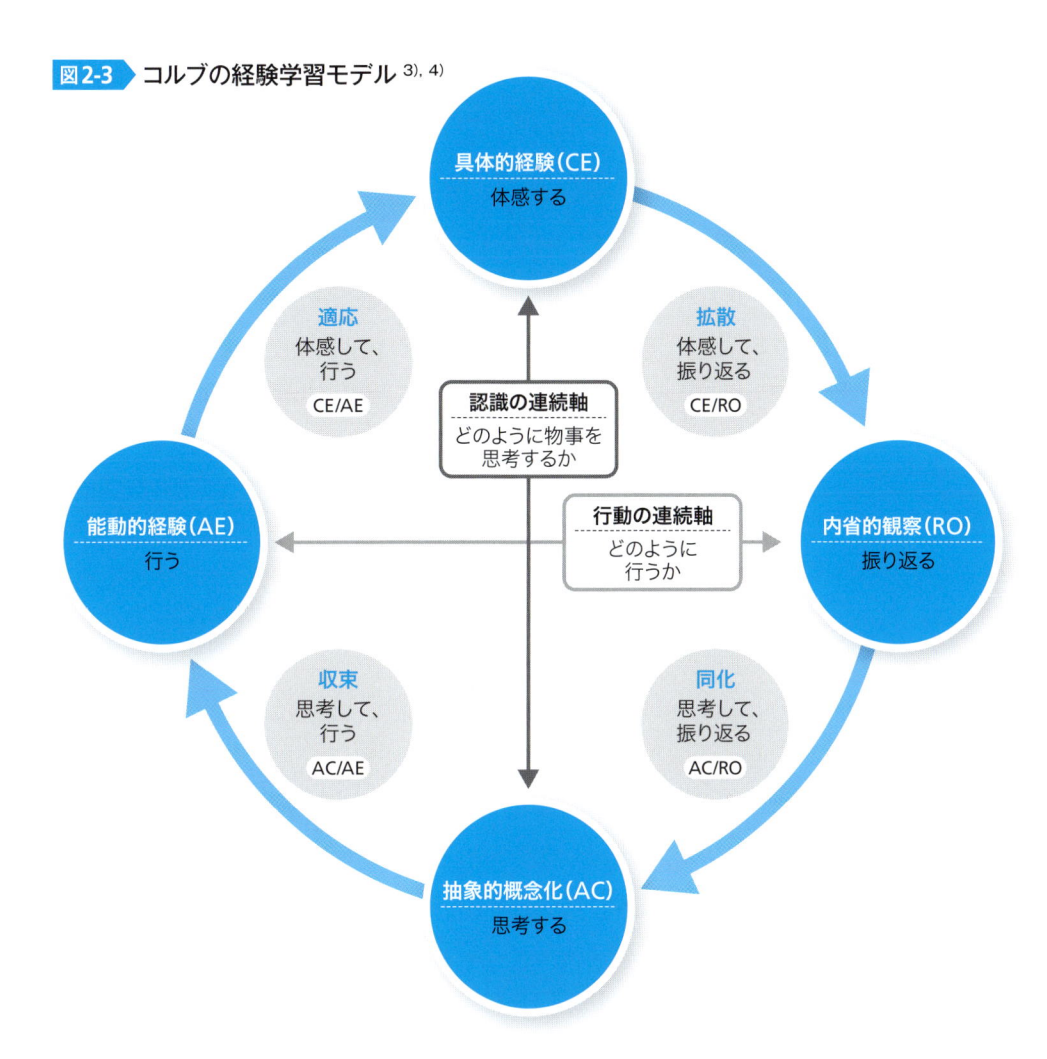

図2-3 コルブの経験学習モデル [3), 4)]

- 具体的経験（CE）体感する
- 内省的観察（RO）振り返る
- 抽象的概念化（AC）思考する
- 能動的経験（AE）行う

- 適応：体感して、行う CE/AE
- 拡散：体感して、振り返る CE/RO
- 同化：思考して、振り返る AC/RO
- 収束：思考して、行う AC/AE

認識の連続軸：どのように物事を思考するか
行動の連続軸：どのように行うか

　このように経験学習理論を基盤に、シミュレーション教育を考えてみると、シナリオに基づいて学習するシミュレーションセッションが具体的な経験となり、その経験を振り返ることで知識と技術が統合されて、断片的であったり技術へつながらなかった知識が整理される。そして、学習者は、類似した状況下でのシミュレーションに積極的に向かうというサイクルとなる。

　この学習のサイクルを繰り返すことで、医療者としての実践力を強化する教育がシミュレーション教育なのである。

2.4 【理論②】シミュレーション教育のデザインに参考となる教育／学習理論

　医療におけるシミュレーション教育は基礎教育から卒後教育につながっていく。われわれは専門職として医療に携わり続けるかぎり、生涯にわたって専門性を研鑽していかなければならない。

　そのために、成人の学習スタイルの特徴を踏まえて教育を組み立てていかなければならない。本節では、シミュレーション教育をデザインする際に参考となる「成人の学び」に関する理論を概説する。[NOTE4]

1 ノールズの成人学習理論[5]

　ノールズ（Malcolm S. Knowles, 1913-1997）は成人教育（adult education）研究の立場から、成人には児童とは異なる学習の特徴があるとの前提で成人学習理論を提唱した。子どもへの教育理論体系を"Pedagogy"（ペダゴジー）と呼ぶのに対して、彼が提唱した成人の教育理論体系は"Andragogy"（アンドラゴジー）と呼ばれる。

　医療者教育においてシミュレーション教育は、生涯にわたって行われなければならない。成人に対する教育、教授法の特徴をつかむには、わかりやすい理論である。

　成人教育の概念をノールズの示した「成人教育に関する5つの特徴」を基に概説する。

❶自己主導的な自己概念形成

　子どものときはその存在を周囲の他者に全面的に依存しているが、成長するにしたがって、生活面・精神面ともに自立の方向に向かい、自己決定的な自己概念となる。それに伴い、学習方法も自己主導的、自己決定的となる。

❷豊富な過去の経験

　成人は新しい事象と出合うときに、過去の自分の経験を使って両者の共通性や違いなどを関連づけながら、新しい事象を理解する。学習においても豊富な過去の経験が価値をもつ。

> **NOTE**
> 4 ▶ 2.3〜2.5で示す教育／学習理論はシミュレーション学習の教材であるシナリオ作成の各段階で参考にできる。第3章図3-1において、シナリオ作成の各段階と理論の関係性をモデルとして示したので併せて参照してほしい

❸**社会的経験や役割に基づく学習へのレディネス**
　成人は一般に、社会人あるいは職業人としてさまざまな役割をもっている。この社会的役割を遂行するために、学び始めたり、学習の成果を役立てようとする。学習へのレディネスも社会的役割を満たそうとするところから生じるものである。

❹**問題解決型学習への方向づけ**
　成人は、子どものように「漠然とした将来のために学ぶ」よりも、「近い将来の具体的目標のために学ぶ」ことが多い。そのために成人学習は、知識を授ける教授型の学習よりも、学習者の関心や必要性、直面する問題の特質に応じた問題解決型の学習内容が望ましい。

❺**学習への動機づけ**
　成人は、みずから学習の必要性を感じ、自己実現を果たしたいなどといった、明確な学習への意思をもつ。そのため、学習の継続につながる励ましや助言、必要な情報の提供が、成人学習にとっては重要である。

　以上のようなノールズの成人学習理論を参考にしながら、学習者となる学生や医療者の学習へのニーズと、彼らが積み重ねてきた経験に即して、シミュレーション教育の目標から評価に至るまでを具体的に計画し、実施していくことが効果的な学習につながる。

2　インストラクショナルデザイン（ID）

　学習者中心の教育を達成するためにもっとも大切なことは、学習者のレディネスに応じた学習ニーズをしっかりと把握しておくことであろう。学習ニーズの分析から教材・授業設計までの一連の計画を考える際に役立つ理論として押さえておきたいのが、インストラクショナルデザイン（Instructional Design：ID）である。
　IDとは、「人はいかに学ぶか」「学習とは何か」という問いを核として、よりよい学習の環境を総合的にデザインすることである。
　IDによる代表的な教材・授業のデザインプロセスは、ADDIEモデルである。ADDIEとは、Analyze（分析）→ Design（設計）→ Develop（開発）→ Implement（実施）→ Evaluate（評価）、の頭文字を取ったものである。

---

5 ▶レディネスとは、学習するための学習者の準備状況、既習の知識・技術・経験などである。教育を企画する際に最も重要な概念

IDは、第二次世界大戦時に、米軍の軍事訓練のために開発された。早急に多くの軍人を訓練することをねらったもので、当初は、スキナー（Burrhus F. Skinner, 1904-1990）によるオペラント条件づけの理論を根拠に、観測可能な行動の変容に焦点があてられた。
　結果として、効率的な教育効果が実証されたことから、戦後、企業や学校教育の現場での教育設計に応用されることとなった。IDは時代や社会の移り変わりとともに、さまざまなモデルやデザインが提唱されてきた。代表的なものを以下に述べる。

1）ブルームのタキソノミー[6]

　1950年代にはブルーム（Benjamin S. Bloom, 1913-1999）が、タキソノミー（教育目標の分類）を発表した。このなかでブルームは教育目標を設定するための学習領域として、以下の3つを定義した。

- 認知的領域（知識と思考）
- 精神運動的領域（物理的な動作）
- 情意的領域（感情と態度）

　この分類は現在でも教育目標の設定に広く用いられている。シミュレーション教育でもこの3領域を強く意識して、学習目標の設定や教材・授業設計を行うと、効果的な学習が実現できる。

2）ガニエの9教授法[7], [8]

　1960年代には、心理学者のピアジェによる人間の認知機能の発達研究や、大量の情報処理が可能なコンピュータの発展に伴って、人の認知発達や情報処理といった「認知」にもとづく学習モデルが開発された。
　なかでも、教育心理学者のガニエ（Robert M. Gagné, 1916-2002）が「導入・情報提示・学習活動・まとめ」という学習の時系列での進行にもとづく4段階の枠組みで教授法を示した「ガニエの9教授法」（表2-1）が代表的なものである。このなかでガニエは従来の行動主義とは異なった立場を取り、「学習」は学習者の内部に起こる現象、と位置づけ、それに伴う「指導」は学習を支援する外的条件である、と位置づけた。

> **NOTE**
> 6 ▶ オペラント条件づけとは、学習の一種。オペラント学習とも呼ばれる。E. L. ソーンダイクによる試行錯誤学習の研究を基にB. F. スキナーによって定式化された。
> オペラント行動（operant behavior）が自発された直後の環境の変化に応じて、その後の自発頻度が変化する学習をいう
> オペラント（operant）とはオペレート（操作する：operate）からのスキナーによる造語である

表2-1 ガニエの9教授法[7), 8)]

導入：モチベーションを喚起する

❶ **学習者の注意を喚起する**
学習者は、学習が役立つのかと疑問を抱いているので、知的好奇心を刺激する「発問」をしたり、受講者が実際に遭遇しているだろう問題や課題を例に挙げる

❷ **学習者に目標を知らせる**
学習内容が、学習者にとってどのように役立つかを示す。また、どこまで学ぶかの目標を提示する

❸ **前提条件を思い出させる**
学習を始める前に前提条件（既習の知識や技術など）があれば、その前提条件を確認する。

情報提示：新しい知識を知る段階

❹ **新しい事項を提示する**
学習する項目を提示する

❺ **学習の指針を与える**
今までに修得した知識・スキルとの関連性や異なる点などを示して、知識とスキルを整理する

学習活動：学んだことを実際に行い、フィードバックを受ける

❻ **練習の機会をつくる**
記憶したことを頭から取り出す練習をする。個人ワーク、グループワーク、発表・討議を活用し、学習者が能動的に確認するプロセスを提供する

❼ **フィードバックを与える**
練習の出来具合をフィードバックする。失敗から学ぶことを奨励する。積極的に問いかける

まとめ：学習してよかったと思えるようなまとめを心掛ける

❽ **学習成果を評価する**
テストを実施する。口頭での発問等で理解度を確認する

❾ **学習内容の保持と転移を高める**
学習後、期間をおいて、再度学習した内容を想起させる（同じ課題を行わせるなど）。また、学習した内容の応用・発展問題を示し、実務に適用（転移）できるようにガイドする

3 構成主義に基づく学習理論

　1980年代から90年代にかけては、学習や学習内容の向上をねらい、いかに魅力的な学習にするかに注目が集まった。なかでも、講義や教材を魅力的にするための枠組みであるケラーのARCS（+V）モデルが有名である（後述）。

◉ **構成主義に基づく学習理論**

　構成主義による学習理論とは、学習者自身が有している経験、技術、態度などを前提にして、学習者自身が、新たな知識や技術などを構成していくように教育すべきであるという考え方である。

従来の教育での教師の役割は、知識を学習者に伝えることだった。そして、学習者には教師から得たものを疑わずにそのまま暗記することが求められていた。何を学ぶかは学校や教師が決めることであり、学習者は教師の指示通りに与えられるものを吸収した。社会の構成員が同質で、多様性のない時代には効率的な教育方法であった。

　しかし、現代のように多様化した社会では、学習者の学ぶ意味はそれぞれに違う。また、急激に変化する社会では、社会に出た後も常に学び続けなければならない。そのために、学習者は、何を学ぶかを自分で判断する力をもつ必要がある。従来の画一的な教育方法では、学習者の能動的な学習への姿勢を育みづらい。そのような理由から構成主義に基づいた教育論が注目されている。

　では、1990年代以降に登場した構成主義に基づく学習理論において、代表的なものを以下に述べる。

1) メリルの「インストラクションの第一原理」[9]

　メリル（David Merril）は、構成主義に影響を強く受けて提唱された数多くのIDモデル・理論に共通する方略を「インストラクションの第一原理」として5つの要件にまとめた（図2-4）。この原理は基本的に、現実に起こりうる問題を提示して解決に向かわせる問題解決型の教育理論であり、効果的インストラクションの枠組みである。現実に起こ

図2-4　メリルの効果的インストラクションの枠組み[9]

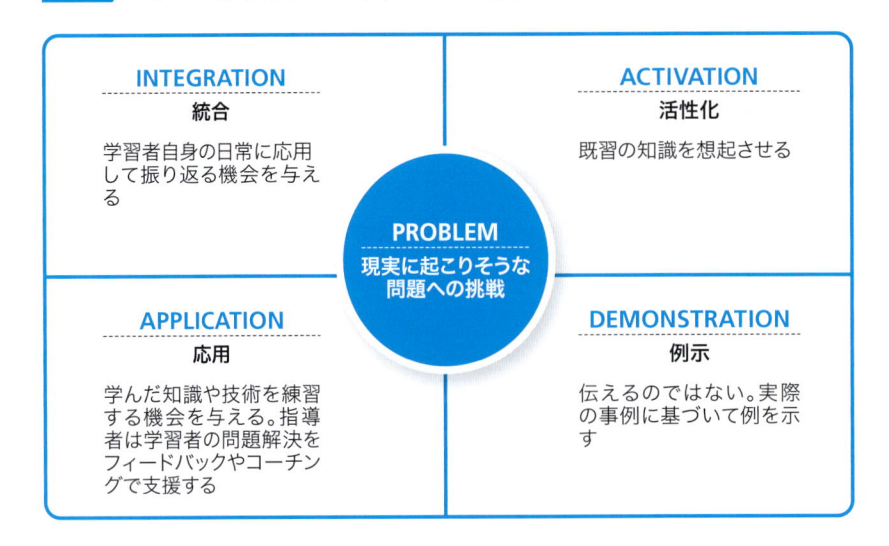

INTEGRATION 統合	ACTIVATION 活性化
学習者自身の日常に応用して振り返る機会を与える	既習の知識を想起させる
APPLICATION 応用	**DEMONSTRATION 例示**
学んだ知識や技術を練習する機会を与える。指導者は学習者の問題解決をフィードバックやコーチングで支援する	伝えるのではない。実際の事例に基づいて例を示す

中央: PROBLEM　現実に起こりそうな問題への挑戦

りそうな問題（Problem）に、学習者が挑戦することを、学習の中心に置いている。

　Activationにおいては、学習者が課題に取り組む前に既習の知識や技術を想起することで、新たな知識の必要性に気がつき、主体的に課題に取り組むことができるように支援するのが指導者の役割である、としている。

　また、学習者に新しい知識や技術を示す場合（Demonstration）には、<u>TellではなくShow（例示）が重要である</u>としている。たとえば呼吸のフィジカルアセスメントを学習する際に、教科書にある呼吸の身体診察技術の全てを教えて（Tell）、後は臨床での応用を求める指導法ではなく、臨床で遭遇する事例を通して、その事例の状態に合った身体診察とアセスメントを提示する（Show）。

　つまり、学習者が頻回に遭遇しそうな事例を通じて経験的に身体診察技術を学び、臨床で応用できるようにする。そして、徐々にさまざまな事例を通して、できる技術を増やしていくというアプローチである。

　さらに、学習者に練習の機会を与える（Application）際には、必ず指導者がフィードバックを与えるなどの支援をする。練習での失敗は奨励される。失敗の原因を学習者が考えて、なぜそうなったのかを理解して進むように指導者はかかわる。

　最終段階の統合（Integration）では、学習者が学んだことを現場で活用し、それを振り返ることから、みずからの学びを客観視し、次の学びへ生かすことを考える。この経験が学びを真に学習者に定着させることになる。

　このメリルの第一原理は、ガニエの9教授法の枠組みを踏襲しつつ、現実的な問題解決を核とするなど構成主義的な再解釈を付加したものとなっている。このメリルの理論は、シミュレーション教育で実際の指導をする際に多いに役立つ。指導者がみずからの指導を振り返る際に、この枠組みに基づいて改善点を抽出していくことで、従来の指導に偏る自己の傾向を客観視でき、指導法の改善に役立つと考える。

2）ケラーのARCS+Vモデル[10)-14)]

　教育活動の魅力を直接的に扱ったIDモデルとして最も広く用いられてきたのは、前述したケラー（John M. Keller）のARCSモデルである。

　ケラーは1980年代に、学習意欲を高める要因を注意（Attention）・関連性（Relevance）・自信（Confidence）・満足感（Satisfaction）の4要因（ARCS）に整理した。このARCSモデルは、実践者向けモデルであり、さまざまな教育場面・領域で応用されてきた。

　近年、ケラー自身の関心が「一度、動機づけられた後の実行場面での障壁を乗り越える

表2-2 ケラーの ARCS+V モデル[10),11)]

Attention	注意	「おもしろそう」 学習者の好奇心が刺激されたとき
Relevance	関連性	「やりがいがありそう」 学習内容や目標が学習者のニーズに関連があるとき
Confidence	自信	「やればできそう」 学習課題を達成できると思うとき
Satisfaction	満足感	「やってよかった」 学習課題に満足な結果を予想し経験するとき
Volition	意志	「やりたい、やり続けたい」 学習課題を達成するための意志（自己調整）を働かせるとき

力」に向けられ、学習意欲の4要因（ARCS）にVolition（意志）を加えて5つの原理から構成されるに至り、ARCSモデルはARCS+Vモデル（表2-2）と改称されている。

3）パリッシュの ID 美学の第一原理[15), 16)]

パリッシュ（P. E. Parrish）は、「物語」の視点から、学習や指導者のありかたを「ID美学の第一原理」として以下のように提唱している。

- 学習経験には、物語の筋書きのように起承転結がある
- 学習者は、自分の学習経験の主人公である
- 教科のテーマを超えた全人的な人材を育てる教育テーマによって、真の学習活動が成立する
- 教育の一連の流れと教育環境が、学習者の学習への没入感に影響する
- 指導者と教育設計者は、作者であり脇役であり主人公のモデルである

シミュレーション教育のなかでも「シチュエーション・ベースド・トレーニング」を組み立てていく際に参考になる。

さらに、この「ID美学の第一原理」の基盤となったのが「学習経験の要因モデル」である。このモデルは、表2-3に示したように学習経験は「ばらばらで不完全な経験」から「美学的経験」へと順次高まっていくものであると定義している[17)]。

この「学習経験の要因モデル」に従来の教育を照らしてみると、従来型の教育や指導が「ばらばらで不完全な経験」や「機械的反復」に終始していたことがわかるであろう。

われわれ指導者は、技術修得に欠くことのできない反復練習にしても、学習者にとって

表2-3 パリッシュの学習経験の要因モデル[17]

Scattered or incomplete experience：ばらばらで不完全な活動
学習者は形式的に学習に没入するが、学習の中断・系統性の乏しさ、次の学習への準備不足などにより学習が中途半端なものとなる。そのために学習者は、挫折感を味わい、結果として自己の過小評価につながる

Routine：手順の反復
手順の反復による学習経験には、2つの側面がある。1つは、Mindless routine（やらされ感のある機械的反復）である。この経験は、学習者のやる気を削ぎ、学習への消極的姿勢につながる。もう一方は、Pleasant routine（心地よい反復）である。これは、学習者が、学習の反復を心地よいと捉え、学習成果を感じることができるものである
しかし、いずれにしても単に日常で起こることの反復に過ぎないために学習成果が出るまでには、長期間を要し、即効性がない

Challenging endeavors：挑戦的な企て
学習者が現在もてる能力よりやや高いレベルへの挑戦となる学習経験である。この経験では、学習に十分な手ごたえを感じ、難しい状況で学習が継続された場合には、達成感を得る

Aesthetic experience：美学的経験
美学的経験は、学習への挑戦と没入だけでなく、期待と予想以上の成果をもたらす。最高レベルの学習経験である。この経験は、入念に練られた小説や映画のように、すべて意図されたテーマに基づく。そして、学習者の心に残る。このレベルの学習経験はめったに経験できるものではないが、もしも、このような学習経験に遭遇することができたならば、学習者の学習態度を変容させるような影響力を示す

「心地よい経験」となるように授業や研修を設計すべきである。そして、可能な限り、学習者の失敗を学びに変える「挑戦的な企て」レベルの学習を設計できるように努力すべきである。「挑戦的な企て」レベルの経験が生じるような教育を設計・実施するなかで、「美学的経験」が起こることを期待したい。

パリッシュは、教育を設計する者にとってもっとも大切なものとして、2つの視点を挙げている。

1つは、教育デザインを学習者の視座から設計できる能力である。そしてもう1つは、企画・実践する教育における学習者の学習経験を「物語る力」である。

この2つの視点は、シミュレーション教育を設計するときにも重要な視点である。教育を設計する側は、学習者の立場に立って、シミュレーション教育を企画し、学習者にシミュレーションとして提示する「物語」を、学習者のニーズに合わせて臨床での事象からつくりあげる。

そして、その物語化が適切であったか否かは、学習者が取り組む姿勢や没入の程度で評価できるであろう。

4 エリクソンのエキスパートの条件[18]

　現代の学生は、過密なカリキュラムや倫理的な観点から、臨床実習での経験に量的な限界がある。そこで、シミュレーション教育における訓練では、できるだけ反復ができるように訓練を計画し、基礎教育と卒後教育で扱う実践力の乖離を埋めたい。この反復訓練を計画するにあたり、参考にしたいのがエリクソンのエキスパートの条件である。

　米フロリダ州立大学の心理学教授エリクソン（K. Anders Ericsson）は、「エキスパート」の研究者である。30年以上にわたって、さまざまな分野の専門技能を研究してきた。その結果から分野によらず、エキスパートには以下のような共通点があると指摘している。

- 幼少期に始めていること。世界レベルの専門家は、6歳前からその分野に深くコミットしている
- 身体面でも頭脳面でも、生まれもった能力は人が思うほど重要ではないこと
- 重要なのは練習の量と質

　エリクソンの研究で、ベルリンの音楽学校においてさまざまなレベルのバイオリニストを被験者として行った研究がある。定量調査、インタビュー、日記を使った調査などを行い、彼らのレベル差の要因を分析した。その結果、もっとも明確にレベル差に影響する因子は、18歳までの累積の練習量であった。

　さらに、エリクソンは練習の質にも言及している。レベルを上げる練習は単なる練習ではなく、「熟考された鍛錬（deliberate practice）」であるという。一流は、何ができて何ができていないのか、というフィードバックを教師やコーチからもらいながら、できないことをできるようになるための練習を行い、技量を高めていく。一方、二流はできることを繰り返し練習する。

　そして、練習の量と質を支えるものは、「絶対にうまくなる」という意志と、「うまくなれる」という自信だという。

●これからの学習計画に必要な視点

　学習者に、学習を継続し目標を達成したいという確固たる意志や自分自身への自信がなければ、苦しいと思える鍛錬を続けることは難しいだろう。何かに熟達していくというこ

とは、ある意味、高度な精神力が必要であり、それを支援する者の存在が大きい。

　看護教育における技術の修得には、技術の反復練習が必須である。従来の教育でも技術の修得に学習者の反復練習を強いてきた。しかし、その練習の場に教師や指導者がかかわり、質の高いフィードバックを与えてきたかというと疑問である。授業や研修の時間には制限がある、真にエキスパートといえる実践力を身につけるために、従来の技術教育のあり方を振り返る時期に来ている。

　技術習得のためのシミュレーション教育を設計する際にも、エリクソンの研究結果を参考にしたい。練習の量と質そして、学習者が学習を継続する「意志」や「できるようになる」という自信をもてるようなシミュレーション教育を計画したい。

5 状況に埋め込まれた訓練：認知的徒弟制 (Cognitive apprenticeship)[19]

　臨床で学習者が遭遇する日常的な状況を取り上げたシミュレーション学習が、もっとも実践力向上につながると考える。急変や蘇生などの非日常的な場面でなく、日常的な臨床の状況を取り上げたトレーニングを計画する際に参考としたいのが、認知的徒弟制の理論である。

　この理論では、学習者はある領域における初心者（新参者）であり、熟達者（教師、指導者）から学び、みずからもその領域において熟達してゆく存在だととらえる。

　世の中の仕事のほとんどは、実践の場（仕事の場）で多様な関係者がかかわり、相互に影響を及ぼしながら営まれている。このような実践の場では、学習者は、教科書のように実践の文脈とは離れた知識の体系を習得する存在ではなく、ある社会や集団に参加する存在であり、それらへの参加を通じて状況に埋め込まれた経験をし、理解を進めていく。

●正統的周辺参加

　この理論では、新参者は、一人前の参加者（十全的参加者）のレベルの仕事の内容や責任を期待されるわけではないので、周辺的な参加者として位置づける。そして、周辺的な参加という立場でも集団や社会にある資源や機会をみずからの成長のために利用する正統な権利をもっているので「正統的周辺参加」と定義している。

　「徒弟制」は正統的周辺参加の代表例とされる。徒弟は実践の場で親方のもと、簡単な仕事から次第に仕事に習熟し、自信をもち、やがてはみずからが親方となって徒弟をもつことになる。

実践の状況に参加しながら、みずからの職業人としてのアイデンティティを確立していく過程である。ただし、徒弟制であれば必ず正統的周辺参加となっているとは限らない。徒弟は親方に酷使されるだけで正統に学ぶ機会を得ることができずに、成長しないこともある。
　正統的周辺参加が成立し、確実に新参者が成長していく徒弟制となっている場合に初めて、認知的徒弟制と呼べるのだ。

●認知的徒弟制の看護教育への応用
　認知的徒弟制の理論を看護教育に応用するならば、やはり机上の学習ではなく、実際の臨床の場での学習者の経験が重要になる。学生や新人看護師は、正統的周辺参加者として、臨床に存在する多様な職種、患者、医療機器をはじめとするさまざまなリソースなど、あらゆるものとかかわり合いながら成長していくことが重要なのである。つまり、臨床という状況に身を置くことが彼らを真に成長させる。
　しかし、現在の臨床は、高度医療の提供、在院日数の短縮に伴う患者の重症化、人材不足などの問題を抱え、新参者がその場で学習するには、複雑で予測不能な事態も生じやすい。
　そのように考えると臨床の場は、状況に埋め込まれた学習を提供する場としては、アドバンスの場といえる。
　そこでもっとベーシックな場、臨床の状況を再現して学習のみに専心（学習者も指導者も）できる場が必要なのである。シミュレーション教育はまさに、その場となる。この教育は、シミュレータを活用して単に手技を練習するだけではない。救命処置や急変の対応を学ぶだけでもない。臨床で遭遇するあらゆる状況（Situation）を切り取って、再現して学ぶことがシミュレーション教育の重要な部分であることを忘れてはいけない。
　臨床には、限りなく教育的な場面となる状況が存在する。そのような場面を取り上げて<u>看護師としての思考や判断、チームの連携などの実践力をつけていく、そしてもっとも重要なことは、看護観や医療者としての倫理観を伝え合い、深め合う場とすること</u>である。

2.5 【理論③】デブリーフィングセッションで応用したい教育／学習理論

シミュレーション教育においてもっとも大切なパートとして、シミュレーションでの経験を振り返るセッションがある。この「デブリーフィングセッション（振り返り）」の展開にあたり、指導者が押さえておきたい理論を紹介する。[NOTE7]

1 ショーンの省察的実践家[20), 21)]

デューイ（本章2.3参照）の反省的思考は、さらにショーン（Donald A. Schön, 1930-1997）により明確に打ち出された。シミュレーション教育では、行った行為を振り返るときに、このショーンの理論を応用させて、学習者の学びを支援する。

これまで、各専門分野の体系化された知識や技術を学び、これをもとに現場での経験を繰り返すことで熟達していく専門家像（technical expert：技術的熟達家）が一般的であった。

一方、ショーンは、こうした従来の専門家に対して新しい専門家像である「省察的実践家」（reflective practitioner）というモデルを提唱した。

現場で実践する専門家の真の専門性は講義や科学的知識を現場に反映するだけではない。真の専門家は、次のようなステップを繰り返しながら成長し続けるとされている。

1）行為のなかの省察

現場の実践で遭遇した事象に対して、専門家としての知識を応用しながら、問題をよりよい結果に導く（reflection in action：行為のなかの省察）。

たとえば、急変などの場合を考えるとわかりやすい。予期しない事態には、その場その場で何が最善か、を考えながら行為をしているだろう。

2）行為に基づいた省察

問題を解決した後には、そのときに応用した「知識」や「行為」の振り返りを行い

NOTE

7 ▶ 2.3〜2.5で示す教育／学習理論はシミュレーション学習の教材であるシナリオ作成の各段階で参考にできる。第3章図3-1において、シナリオ作成の各段階と理論の関係性をモデルとして示したので併せて参照してほしい

(reflection on action：行為に基づいた省察)、新たな実践的理論を構築する。

　たとえば、急変対応が終わった後に、振り返り、最善の対応について一般化するようなプロセス。

3）行為のための省察

　行為に基づいた振り返りにより、自身のプロフェッショナルとしての成長の課題を見出し、次なる学びのステップを設定する（reflection for action：行為のための省察）。

　たとえば、類似した急変対応に備えるためには、何を学び、どんな訓練が必要かを明確にする。

2　デブリーフィングに活かす「認知的徒弟制」

　前節 2.4（79-80 ページ）で解説した認知的徒弟制の理論による指導者のかかわりを**表 2-4**に示す。シミュレーションセッション後のデブリーフィングセッション（振り返り）の際に参考にしたい。

表2-4 認知的徒弟制による「デブリーフィングセッション（振り返り）」での指導者のかかわり

Modeling モデリング	実践の場で熟達者が模範を示し、新参者がそれを観察する
Coaching コーチング	熟達者が助言や例を示して教える
Scaffolding 足場づくり	熟達者が新参者に遂行のための手がかりや支援を与え、上達するにつれ足場を外していく
Articulation 明確化	新参者の学習を支援するために、熟達者は新参者の知識や思考を言語化し、明瞭化していく
Reflection リフレクション	新参者の問題解決過程を、熟達者やほかの新参者と比較し、検討させる
Exploration 探究	新参者が自分自身で問題を選択し、解決することを促す

3 ソクラテスの問答法（産婆術）[22]

　ソクラテス式問答法は、古代ギリシャの哲学者ソクラテスにちなんで名づけられたものである。これは、問題を立て、それに答えるという問答から新しい主張や考え方を生み出す方法である。具体的なプロセスを以下に示す。

1) ソクラテスが、ある事象についての疑問または質問を出して尋ねる
2) 問いかけられた側は、それに回答する。これが問答者の「テーゼ（命題・主張）」となる
3) ソクラテスは、その回答をよく聞き、考えて、その答えが正しいとも間違ったとも指摘せず、抜けている点、欠けている点、矛盾していると思われる点を新たな質問「アンチテーゼ」（反命題・主張）として投げかける
4) アンチテーゼを投げかけられた側は、それを考慮に入れて、新しく答える必要が出てくる。抜けているところを補って、より回答を優れたものにする努力をして答えると、最初のテーゼよりさらに深まった主張となる。これを総合テーゼ（テーゼ＋アンチテーゼ）と呼ぶ。このような議論がさらに繰り返されて深められ、新たな総合テーゼが生み出されていく

　以上のようなソクラテスの問答法は、問答相手の批評的思考を刺激し、新しい考え、理解、発想、命題を生み出す助けとなる。問答相手が生み出した新しいテーゼは、ソクラテスが教えたものではなく、ソクラテスが投げかけた疑問、指摘を契機に、問われた者が自分で考えて「生み出した」ものとなる。この新しく生み出す手助けをするということから、彼の問答法は、「産婆術」と呼ばれている。

　デブリーフィングセッション（振り返り）で指導者や教師は、このような手法を使い、学習者自身が間違いに気づき、課題に取り組むために必要な知識や技術を明確にしていくための支援を行う。ソクラテスの問答法は、学習者から引き出す、生み出す指導技術を考える際に役立つ手法である。

引用・参考文献

1) Dewey, J. (1900) ／宮原誠一訳(1957)．学校と社会．岩波文庫．
2) Dewey, J. (1916) ／松野安男訳(1975)．民主主義と教育．岩波文庫．
3) Kolb, D. A. (2006). diagrams of kolb's learning styles. http://www.businessballs.com/kolblearningstyles.htm(last accessed 2013/06/26)
4) Kolb, D. A., Baker, A. C., Jensen, P. J. (2002). *Conversational learning: An Experiental Approach to Knowledge Creation*. Connecticut, CT: Praeger Pub.
5) Knowles, M. S. (1988) ／堀薫夫，三輪建二（2002）：成人教育の現代的実践──ペダゴジーからアンドラゴジーへ．鳳書房．
6) 大西弘高(2005)．新医学教育学入門──教育者中心から学習者中心へ．医学書院．
7) Gagne, R. M., Keller, J. M., Golas, K. C., Wager, W. W. (2004). *Principles of Instructional Design* (5th ed.). Cengage Learning.
8) Gagne, R. M., Keller, J. M., Golas, K. C., Wager, W. W. (2004)／鈴木克明，岩崎信監訳(2007)．インストラクショナルデザインの原理．北大路書房．
9) Merrill, M.D. (2002) First principles of instructions, *Educational Technology Research and Development*, 50(3), 43-59.
10) Keller, J. M. (2009). *Motivational Design for Learning and Performance: The ARCS Model Approach*. New York: NY: Springer.
11) Keller, J. M. (2009) ／鈴木克明監訳（2010）．学習意欲をデザインする──ARCSモデルによるインストラクショナルデザイン．北大路書房．
12) 鈴木克明（1995）．魅力ある教材設計・開発の枠組みについて──ARCS動機づけモデルを中心に，教育メディア研究，1(1)，50-61．
13) 鈴木克明（2009）．「学びたさ」の設計を支える研究の動向．第16回日本教育メディア学会年次大会発表論文集，119-120．
14) 鈴木克明（2010）．ARCSモデルからARCS-Vモデルへ．第17回日本教育メディア学会年次大会発表論文集，115-116．
15) Parrish, P. E. (2009). Aesthetic Principles for Instructional Design. *Educational Technology, Research and Development*, 57(5), 511-528.
16) 鈴木克明，根本淳子(2011)．教育設計についての3つの第一原理の誕生をめぐって．教育システム情報学会誌，28(2)，168-176．
17) Parrish, P., Wilson, B. G., Dunlap, J. C. (2011). Learning experience as transaction: A framework for instructional design. *Educational Technology*, 51(2), 15-22.
18) Ericsson, A.K., Charness, N., Feltovich, P., Hoffman, R. R. (2006). The Cambridge handbook on expertise and expert performance. Cambridge, UK: Cambridge University Press.
19) Lave, J., Wenger, E. (1988) ／佐伯胖訳(1993)．状況に埋め込まれた学習．産業図書．
20) Schön, D. A. (1984) ／柳沢昌一，三輪健二（2007）．省察的実践とは何か──プロフェッショナルの行為と思考．鳳書房．
21) Schön, D. A. (1984) ／佐藤学，秋田喜代美訳（2001）．専門家の知恵──反省的実践家は行為しながら考える．ゆみる出版．
22) 荻野弘之(2009)．哲学の饗宴　ソクラテス・プラトン・アリストテレス，日本放送出版協会(NHKライブラリ)．

第3章

シナリオ作成と教育技法

本章ではいよいよシナリオの作成について解説する。効果的に学習者の実践能力を高めるため、シナリオは学習者のレディネスに見合うよう、緻密に計画され、綿密に推敲されたものでなくてはならない。また学習目標やデブリーフィングの方法は指導者間でしっかりと共有されている必要がある。前段ではこのプロセスを8段階に分け、実際の教材作成においても活用できる6種類のシートを用いて解説した。後段ではデブリーフィングを中心とした指導スキルについて詳細に解説している。

3.1 シナリオの作成

1 シナリオとは何か

シミュレーション教育における「シナリオ」とは、扱う状況や、患者の変化する状態、それに対する学習者の理想的な動きを記した脚本（script）やあらすじ（plot）とは異なる。

シミュレーション教育におけるシナリオとは**「効果的なシミュレーション学習をねらって指導者が設計する、体系化された計画」**を意味する。

シナリオには、下記に挙げるようなシミュレーション教育を行う際に必要となるすべての要素を含む。

- 学習者のレディネスとニーズに基づいたシミュレーション学習の目標
- 学習者の事前学習などの準備
- 目標を達成するためのシミュレーションセッションの内容と指導者のかかわり方
- シミュレートする学習の場の環境
- 使用する医療機器や物品
- シミュレータや模擬患者
- シミュレーション後のデブリーフィング・フィードバックの内容と支援方法
- 評価の方法

図3-1にシナリオの構成図とシナリオを設計するために参考とする第2章で述べた教育理論やモデルを示した。

2 シナリオの作成方法

本項では、効果的なシミュレーション学習とするためのシナリオの作成について順を

図3-1 シナリオの構成要素とシナリオ作成時に参照すべき教育理論

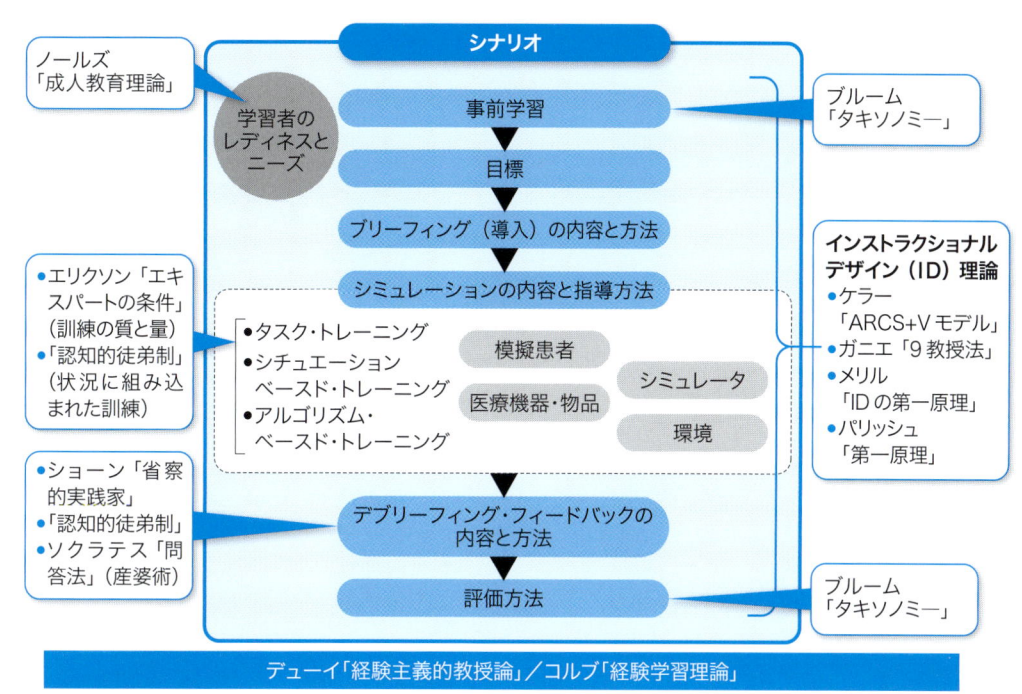

```
                              シナリオ
ノールズ          ┌─────────────────────────────┐         ブルーム
「成人教育理論」  │  学習者の    事前学習        │         「タキソノミー」
                 │  レディネス    ↓             │
                 │  とニーズ    目標            │
                 │              ↓              │
                 │         ブリーフィング(導入) │
                 │         の内容と方法         │         インストラクショナル
                 │              ↓              │         デザイン（ID）理論
エリクソン「エキ │   シミュレーションの内容と指導方法  │  ●ケラー
スパートの条件」 │   ┌─────────────────────┐   │        「ARCS+V モデル」
（訓練の質と量） │   │●タスク・トレーニング  模擬患者│   │  ●ガニエ「9 教授法」
●認知的徒弟制   │   │●シチュエーション              │   │  ●メリル
（状況に組み込  │   │ ベースド・トレーニング  シミュレータ│ │  「ID の第一原理」
まれた訓練）    │   │●アルゴリズム・ 医療機器・物品  │   │  ●パリッシュ
                │   │ ベースド・トレーニング  環境 │   │   「第一原理」
                │   └─────────────────────┘   │
ショーン「省察  │              ↓              │
的実践家」      │       デブリーフィング・     │         ブルーム
●認知的徒弟制   │       フィードバックの       │         「タキソノミー」
●ソクラテス「問│       内容と方法             │
答法」（産婆術）│              ↓              │
                │           評価方法           │
                └─────────────────────────────┘
        デューイ「経験主義的教授論」／コルブ「経験学習理論」
```

・各理論は第2章で詳述している

追って説明したい。

シナリオの作成の一連の流れを図 3-2 に示す。

筆者の施設では、図 3-2 に示した一連の流れに沿ってシナリオ作成が行えるよう、下記の 6 種類のフォーマットを作成、使用している。

- シナリオデザインシート
- シミュレーションアウトラインシート
- 物品シート
- 設営シート
- ファシリテータの役割分担シート
- デブリーフィングガイドシート

これらのフォーマットを示しながら具体的なシナリオ作成の方法を、下記の Step1 〜 Step8 で詳述する。

図3-2 シナリオ作成の流れ

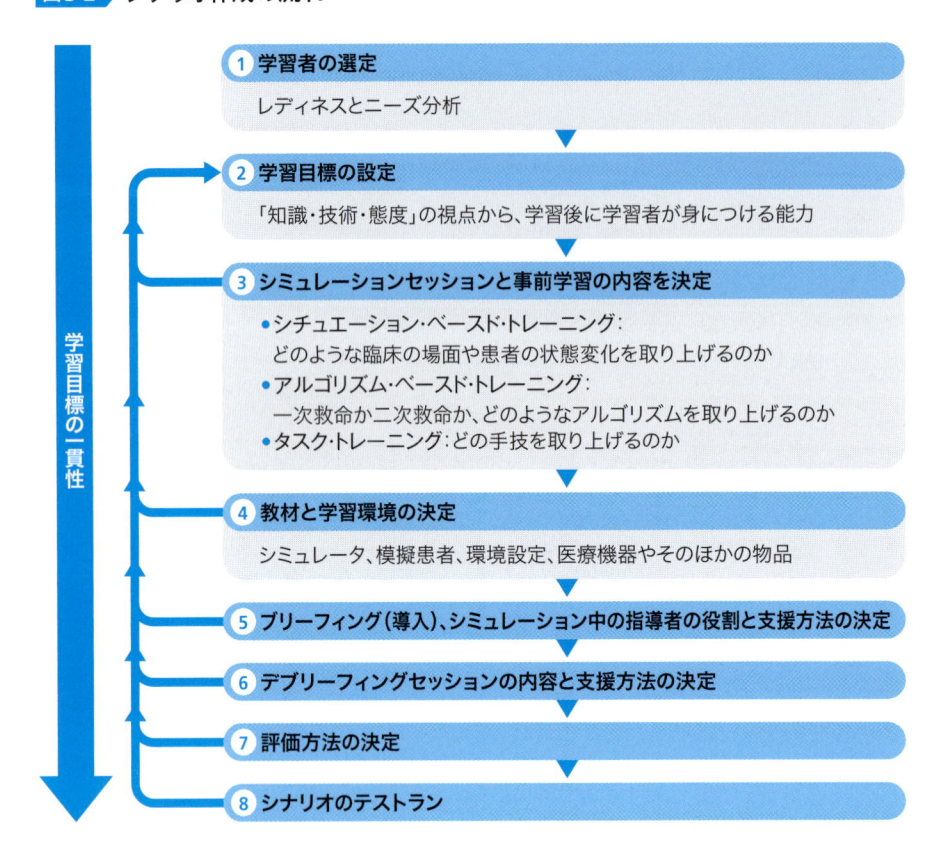

学習目標の一貫性

1. **学習者の選定**
   レディネスとニーズ分析

2. **学習目標の設定**
   「知識・技術・態度」の視点から、学習後に学習者が身につける能力

3. **シミュレーションセッションと事前学習の内容を決定**
   - シチュエーション・ベースド・トレーニング：
     どのような臨床の場面や患者の状態変化を取り上げるのか
   - アルゴリズム・ベースド・トレーニング：
     一次救命か二次救命か、どのようなアルゴリズムを取り上げるのか
   - タスク・トレーニング：どの手技を取り上げるのか

4. **教材と学習環境の決定**
   シミュレータ、模擬患者、環境設定、医療機器やそのほかの物品

5. **ブリーフィング（導入）、シミュレーション中の指導者の役割と支援方法の決定**

6. **デブリーフィングセッションの内容と支援方法の決定**

7. **評価方法の決定**

8. **シナリオのテストラン**

Step 1　学習者の選定

　図3-1に示したように、成人学習理論やID（NOTE1）の理論を参考にしながらシミュレーション教育を受ける学習者を選定する。

　シミュレーション教育を受ける学習者は、看護学生や新人看護師だけではない。日々進歩する医療のなかで良質な看護を提供できる実践家を育てるために、生涯教育の視点に立って、学生からエキスパートまで幅広い学習者を選定すべきである。また、チーム医療の提供という視点に立てば、個人、同僚とのチーム、多職種とのチームといったチームを学習対象とすることも忘れたくない。

NOTE
1 ▶ ID（instructional design：インストラクショナルデザイン）については第2章2.4を参照のこと

Step2 | 学習目標の設定

　Step1 で選定した学習者の**レディネス**[NOTE2]を十分に検討する。そして、学習者の視座に立ち、彼らのニーズを指導者間で検討し、学習目標を定めていく。

　具体的に学習目標を定める際には、ケラーの **ARCS＋V モデル**[NOTE3]に照らして十分に議論する。目標が行動（技術）のみに偏ることも多いので、ブルームの**タキソノミー**[NOTE4]の「知識・技術・態度」の視点からも再度検討を加える。

　すべてのシナリオで、「知識・技術・態度」ごとに目標を立てる必要はない。しかし、意識的に、行動の裏付けとなる知識や態度につながる看護観や倫理観、プロフェッショナリズムなどについて、目標に盛り込むことで、デブリーフィングでの議論が深まり、効果的な学習につながる。

　学習目標の設定は、シナリオ設計においてもっとも重要なステップといえる。この学習目標がシミュレーションセッションやデブリーフィングセッションでの指導者の支援方法、評価の指標ともなるからだ。

> **CHECK POINT**
> ☐ 学習目標は学習者にとって興味がもてるものか
> ☐ 学習目標は学習者の学習や仕事と関連性があるものか
> ☐ 学習目標は学習者が「達成できそう」と感じ、自信がもてるものか
> 　（要素を盛り込み過ぎてはいないか）
> ☐ 学習者が、学習目標を達成し、満足感を得られるものなのか
> ☐ 学習目標は知識・技術・態度に照らし考えられたものか

Step3 | シミュレーションセッションと事前学習の内容を決定

1）シナリオデザインの作成

　学習目標を達成するために、どのようなシミュレーションの枠組み（シチュエーション・ベースド・トレーニング、アルゴリズム・ベースド・トレーニング、タスク・トレーニング）とするのかを決定する。このとき、「シナリオデザインシート」（図3-3）を使用する。

　採血などのタスク・トレーニングや、BLS などのアルゴリズム・ベースド・トレーニ

---

2 ▶（学習者の）**レディネス**については第2章 71 ページを参照のこと　　3 ▶ **ARCS＋V モデル**については第2章 75-76 ページを参照のこと　　4 ▶ **タキソノミー**については第2章 72 ページを参照のこと

図3-3 シナリオデザインシート(例：窒息)

❶テーマ	窒息患者への対応	**❷学習者・人数**	1年目看護師(6か月時)・6名
❸場面設定	内科病棟／日勤帯	**❹シミュレーション時間**	5分間／1回
❺ブリーフィング時間	10分間	**❻デブリーフィング場所・時間**	多目的ルーム・15分間／1回
❼学習目標	①患者の異常に気づくことができる ②緊急時の観察と対応ができる ③SBARを用いて報告ができる		

❽患者情報

1 氏名：金田勝
   年齢：85歳　性別：男性
   身長：164cm　体重：62kg
   キーパーソン(主介護者)：妻
   連絡先：金田和子(妻)　TEL○○○-○○○-○○○○
   アレルギー歴：なし
   既往歴：高血圧(ノルバスク内服中)
   診断：肺炎
   現病歴：肺炎治療のため入院中。肺炎は徐々に軽快している。現在、酸素2L、カニューラを使用。念のため、酸素マスクも病室に備えてある。医師の指示：SpO_2 90%以下になったら、酸素マスク使用、酸素4L投与。
   いつも食事をゆっくり食べるように家族や看護師から言われているが、食べることが大好きで、つい早食いをし、むせることが多い

❾シミュレーションの課題設定

本日、あなたは金田さんの受け持ちです。金田さんの病室は、101号の個室です。10分ぐらい前にスタッフが配膳をして、ひとりで昼食を食べています。そろそろ食事が終わるころなので、摂取状況を観察してきてください。シミュレーションの実施時間は5分間です。

❿事前学習(シミュレーションを行うために必要とされる知識・技術・態度)

知識
- 窒息時の徴候・対応について
- 緊急時の応援の呼び方と必要なスタッフ、物品について
- SBARについて

技術・態度
- ハイムリック法、背部叩打法
- 気道確保、バックバルブマスクによる換気、BLS

ングでは、手技や救命処置のアルゴリズムを身につけるためのトレーニングという基本軸がある。

　そのため、シナリオデザインシートの「3. 場面設定」「8. 患者情報」や「9. シミュレーションの課題(学習者がシミュレーションセッションにおいて行うこと)」を作成しやすく、課題設定が学習目標を逸脱するケースは少ない。

　しかし、シチュエーション・ベースド・トレーニングの場合には、急変、ヒヤリ・ハッ

トやインシデント事例など、臨床で実際に遭遇、発生した状況がシミュレーションの素材となることが多く、実際の状況をそのまま再現してシミュレーションセッションを行うことも少なくない。

　このとき、採用した状況（素材）が適切な教材となっているかという視点から十分な検討を行うことが重要である。

　実際の臨床で起きた事例を素材にするとき、その事例に実際にかかわったスタッフの経験や職種は多様であり、行われた行為も多岐にわたり複雑な場合が多い。現実に起こった状況をそのまま再現してシミュレーションセッションを行うと、学習対象者が不明確となり、中途半端な学習になりやすい。

　効果的な学習を実現するためには、実際に起こった状況（素材）を、学習者のレディネスや達成させたい学習目標に照らし合わせて検討し、そのうえで、教材としての状況につくり替える必要がある。

◉状況（素材）を教材に練り上げる具体例

　ここで状況（素材）を教材に練り上げる具体的なプロセスを、事例を交えて解説したい。シナリオデザインシート（図3-3）に記載した窒息を取り上げたシナリオは、実際の事例を素材としている。実際の事例では、患者は90歳と高齢で、既往歴も脳梗塞があり、その後遺症としての麻痺があった。また、病室は大部屋で、家族が夕食の事介助をしている最中に発生した窒息であった。このとき、新人看護師が発見したが、プリセプターも一緒だったことから、すぐに必要な物品および医師、看護師の応援要請がなされて、心電図モニター装着、BLS、気管挿管と迅速に処置が施された。

　この実際の状況（素材）をどのようにシナリオにつくり替えたらよいだろうか。まず、学習対象者を新人看護師にしたいと考えた。そのため新人看護師のレディネスや、この段階で達成してほしい学習目標を考慮し、患者の既往歴は、高血圧のみの背景とし、勤務時間帯も日勤帯の個室、家族も登場しない単純な場面設定とした。

2）シナリオアウトラインの作成

　次にシナリオアウトラインを作成する。

　シナリオアウトラインとは、1）で作成したシナリオデザインに基づき、時間的経過における患者の状況・状態の変化、学習者がその状況のなかで、どのようなことを経験するかを具体的に記したものである。「シミュレーションアウトラインシート」図3-4を活用して作成する。

図3-4 シミュレーションアウトラインシート（例：窒息）

時間経過	患者状況	学習目標に準じた学習者に期待する動き
1分	言葉は発さず、チョークサインを取っている。顔面蒼白、苦悶用表情。意識はあり、今のところ座位は保てている	●呼吸の異常に気づく ●窒息のアセスメント ●応援を呼ぶ ●救急カートの要請 ●意識を確認する ●背部叩打法 ●ハイムリック法を行う
3分	顔面チアノーゼ（メイクで工夫） 意識消失（脱力） 心電図モニターVf、呼吸停止	●仰臥位にして（枕除去） ●呼吸・循環（頸動脈触知）の観察 ●BLS開始 ●応援者の指示のもと、胸骨圧迫、気道確保しながらのバックバルブマスクでの換気、心電図モニター装着
1分	（ナースステーションでのリーダーナースへの報告場面）	SBARに基づいてリーダーナースに報告をする

作成時の留意点
患者の時間的な状態の経過を記入する。バイタルサインのみでなく、模擬患者が見て演じられるように、症状や訴えなども書いておく

作成時の留意点
学習者がシミュレーション実施中に行う判断・行為（観察事項も含む）を目標に準じて記入する
記入する内容はシミュレーションにおいて行動・判断してほしいこと、行ってほしいことであるが、記入されている順番通りに学習者に行わせるものではない。学習者が目標に応じてどのように判断するか、どのように対応するのかは、デブリーフィング（事前学習課題の資料確認やディスカッション）を通じて、学習者とともに考え、もっともよい対応や報告をつくり上げていく

シミュレーションセッション実施中のファシリテータのかかわり・留意点	備考
●病室の入口を指差して、「では、観察に向かってください」と学習者に声がけし、シミュレーションを開始する ●学習者が部屋に入り、患者の様子に驚いて何もできないようであれば、「とりあえず、患者は苦しがっています。できることをしましょう」と思考と行動を促す ●患者の状態が1分後に変わるまでは、、学習者の様子を見守る ●応援要請をする際には、ナースコール、大声、ナースステーションに戻る……など、応援要請の方法はどのような手段でも、そのまま見守り、デブリーフィングで取り上げる ●背部叩打法やハイムリック法を行わなくても見守り、デブリーフィングで取り上げる ●患者の状態が変化したら、学習者がBLSを開始できていなくても応援者2名が救急カート、吸引、酸素、心電図モニター、AEDを持ってベッドサイドへ到着するように指示する ●学習者が胸骨圧迫を開始していなければ、患者を仰臥位にして一緒に呼吸、循環を確認して背板を入れる。応援者は、学習者に**心電図モニターの装着**を指示し、胸骨圧迫を行う ●学習者がモニターをつけたら、**胸骨圧迫**を交代し学習者が体験する。学習者が胸骨圧迫をしている間に、2名の応援者は、患者の異物除去、バックバルブマスクでの換気を行う ●応援者による気道確保、バックバルブマスク換気ができた時点で、学習者に、**バックバルブマスクでの換気**の交代を指示する ●学習者が胸骨圧迫を行っていたら、応援者のひとりが交代し、心電図モニターを装着→胸骨圧迫→バックバルブマスクでの換気を体験できるようにする ●学習者が胸骨圧迫、心電図モニター装着、バックバルブマスクでの換気を体験したら報告場面に切り替える。リーダーナース役に報告を聴くように促す ＊時間内で行えたところまでで終了でよい	病棟の個室が空いていれば、実際の場でのトレーニングとする。空床がなければ、シミュレーションラボで個室病室を設営

> **作成時の留意点**
> バイタルサインなどの値を出すタイミング、応援ナースをシミュレーションに入れるタイミング、設定時間に達していなくても終わりにする判断など、シミュレーション実施中の学習者の行為や思考を促すかかわりについて、記入しておく。このシートを共有することで、だれでもファシリテータができるように記入することが重要

図3-3で具体的に示したように、このシナリオでは学習目標に基づき、学習者に患者の窒息を発見・判断させることに加え、応援の要請、ハイムリック法の実施などの適切な対応、BLS、リーダーナースへの報告を経験させるために、患者の状況や状態の変化も実際の事例よりもシンプルにし、学習目標の達成に焦点化している。

　学習者以外で急変場面に参加する応援スタッフも指導者として位置づけ、時間経過のなかで新人看護師にどのようにかかわるかをあらかじめ既定し、コントロールしている。

　学習者が効果的に学ぶことができるように、シナリオで扱う状況をどのようなものにするか、具体的なアウトラインをどうするかを決める際には、2つのシートを活用して、指導者間で議論しながら作成することを勧める。

3）事前学習の内容を決める

　シナリオデザインシートの作成を終え、シミュレーションアウトラインシートの「患者状況」と「学習目標に準じた学習者に期待する動き」まで作成が進むと、学習者がそのシミュレーションセッションを実施するにあたり、どのようなことを事前に学習しておかなければならないのかが決まってくる。

　本章でシナリオ例として取り上げている窒息のシナリオでは、図3-3「10．事前学習」に示したような事前学習となるであろうし、注射手技などのタスク・トレーニングや、BLSなどのアルゴリズム・ベースド・トレーニングにおいては、一連の標準的な手順が理解できるDVD教材の視聴、テキストの当該ページの予習、プレテストの実施などが考えられるであろう。

　事前学習の内容を決定する際の注意点としては、学習者のレベル、レディネスに合わせて、量と質を吟味することである。学習者が「これならば、事前にこなすことができる」と思える量と質を検討すべきである。[NOTE5]

NOTE

5 ▶筆者は、A3用紙2枚程度に必要最低限の事前学習の内容をセレクトし、学習者に提示するようにしている

CHECK POINT

- ☐ シミュレーションセッションで使う知識は、学習者のレディネスおよび学習目標と照らして妥当か
- ☐ シミュレーションセッションで経験する技術や態度は、学習者のレディネスおよび学習目標と照らして妥当か
- ☐ 設定した患者の状態や状況は学習者のレディネスおよび学習目標に照らして妥当か
- ☐ シミュレーションセッションの実施時間は妥当か
- ☐ 事前学習の内容と量は学習者にとって適当か

Step4 教材と学習環境の決定

　Step3で学習者が経験する内容や状況の作成までを終えたら、シミュレーションセッションの際にどのような教材（テキスト、資料、シミュレータ、モデル、模擬患者、医療機器、医療材料など）を用意し、どのように学習環境（本物の病室／シミュレーションルーム）を設営するかを検討していく。このStep4においても指導者間で十分な議論を行い、決定することが重要だ。

◉シミュレーションにおけるFidelity（忠実度）とは

　この教材や環境を決定する際に重要となる概念が「Fidelity（忠実度）」である。

　Fidelityとは、実際の医療場面と比較したシミュレーションセッション（教材）の本物らしさ、忠実度を意味する。忠実度はおおよそ、以下の高・中・低、3つのレベルに分類される。

- High Fidelity：高い忠実度。実際の医療場面にそっくりということ
　例）実際の集中治療室で、高機能のマネキンに本物の人工呼吸器やライン類を装着させて、マネキンに設定したリアルな生体反応に対し、ケアを実施する、というようなシミュレーション
- Medium Fidelity：中程度の忠実度
　例）実際の集中治療室ではなく、クリニカルシミュレーションラボを集中治療室に見立てて、中機能のマネキンで行うようなシミュレーション

- Low Fidelity：低度の忠実度

　例）学校の教室や会議室で、コンピュータ制御のない蘇生用のマネキンなどを机に置いて、「ここを集中治療室と見立てて」「このマネキンを手術直後の患者と見立てて」……などと、指導者が口頭で場面設定を述べるような形で進行するようなシミュレーション

　忠実度に対する考え方であるが、すべてそっくり現実、本物のように設定すればするほどよいシミュレーションなのか、というとそうではない。学習目標に応じて、学習者にどのような経験をしてもらいたいかを念頭に置きながら、以下のような視点から、どの視点の忠実度を高くするのかを決めるとよい。

- 部屋や場面の忠実度：病室・外来・ナースステーションなど
- 患者の忠実度：高機能から低機能のシミュレータ、身体の一部を表したモデル、模擬患者など
- 物理的忠実度：部屋や場面以外の音、光、医療機器の作動など
- 心理的忠実度：ストレスや緊張度があたかも本当の臨床のように感じるようなもの

　以上のような忠実度を考慮し、シミュレーションセッションを行う場、学習環境およびシミュレータなど必要な物品を決めていく。

　同時に、デブリーフィングセッションの場の設営方法と必要物品も決める。デブリーフィングセッションは、「シミュレーションセッションとは別室で行う」「パーテーションで区切る」「ベッドサイドで行う」など、状況に応じてさまざまなセッティングが考えられるが、いずれの場合においても、学習者が落ち着いて主体的に議論できる雰囲気をつくるようにする。

　また、事前学習で課題として学習者に提示した内容に加えて、デブリーフィングの際に参考にしたい文献、テキスト、スライドなどが必要となる場合には、それらの準備も必要となる。

　筆者は、デブリーフィングの際にホワイトボードを必ず備える。学習者が思い出したこと、気がついたこと、デブリーフィングの議論から出た課題などを言語化して書き留め、視覚化して整理する。これを行うことで、指導者と学習者がデブリーフィングの場で行われた議論の内容を共有できるとともに、議論の方向性を確認し、議論をまとめあげる際にも役に立つからである。教材や環境設定については、「物品シート」（図3-5）、「設営シート」（図3-6）のようなフォーマットを作成しておくとよい。

図3-5 物品シート

血圧計	1個	挿管セット	1個
聴診器	1個	モニター心電図	1個
体温計	1個	吸引器	1個
ペンライト	1個	ベッド	1個
SpO_2モニター	1個	ワゴン	1個
手袋	1個	配膳	1個
シリンジ（5〜20ml）	1個	開口器	1個
輸液セット	1個	マギール鉗子	1個
酸素（投与方法：マスク、リザーバーマスク、カニューラ）	1個	AED	1個
救急カート（背板つき）	1個	いす	15個
バッグバルブマスク	1個	ホワイトボード（両面描写可能なタイプ）	1個

準備する検査データ
- □ レントゲン
- □ CT
- □ 血液データ
- □ 心電図データ
- □ その他
  (　　　　　　　　　　　　　)

＊本シナリオでは準備する検査データはない

必要なシミュレータと準備
- 模擬患者と胸骨圧迫のできるシミュレータ

シミュレータへの準備
- 心電図波形の出るシミュレータであれば、Vfの設定にしておく

図3-6 設営シート

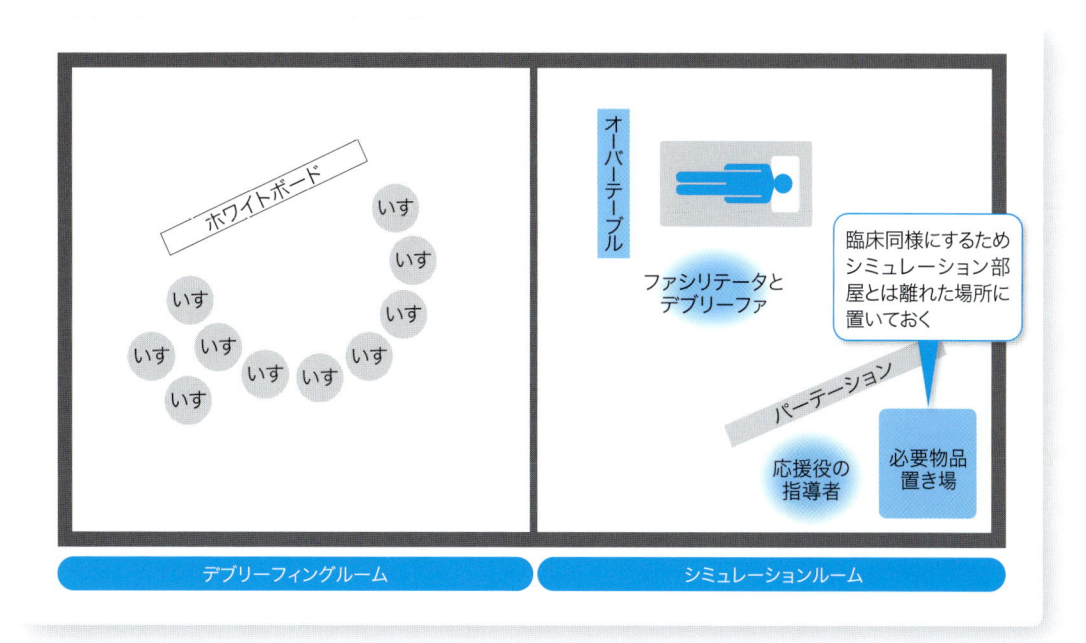

デブリーフィングルーム：ホワイトボード、いす（複数）

シミュレーションルーム：オーバーテーブル、ファシリテータとデブリーファ、パーテーション、応援役の指導者、必要物品置き場

臨床同様にするためシミュレーション部屋とは離れた場所に置いておく

> **CHECK POINT**
> ☐ シミュレーションを実施する学習環境の忠実度は目標に照らして妥当か
> ☐ 準備されている医療機器・物品は十分か
> ☐ シミュレータや模擬患者の選択・設定は学習目標に照らして妥当か
> ☐ デブリーフィングを実施する環境は、学習者が落ち着いて議論できるように配慮されているか
> ☐ 事前学習の内容と量は学習者にとって妥当かつ適切か
> ☐ 学習中に使用するテキストや参考資料などの内容と量は、学習者にとって妥当かつ適切か

Step 5 | ブリーフィング(導入)、シミュレーションセッション実施中の指導者の役割と支援方法の決定

シミュレーションアウトラインシート（図3-4）に示した「患者状況」「学習目標に準じた学習者に期待する動き」「物品シート」（図3-5）、「設営シート」（図3-6）の作成が終了したら、以下の3点について指導者間で話し合い、決めていく。

1) 各シミュレーションセッションを実施する際の冒頭「ブリーフィング（導入）」における、学習目標や学習環境、シミュレータなど各種物品の使い方の説明の仕方
2) シミュレーションセッション実施中のファシリテータのかかわり・留意点（図3-4）
3) 指導者の役割分担（表3-1）

上記1)〜3)の考え方について、以下に述べる。

1)「ブリーフィング（導入）」における説明の仕方

「ブリーフィング（導入）」で行う説明は、できるだけ学習者が緊張せずに学習に臨めるようにするために実施する。また、シミュレーションセッション実施中に「どこまで実際と同じようにやればよいのだろう」「シミュレータとどのようにかかわればよいのだろう」などと、とまどってしまうことのないように、指導者側が決定した設定などについて、できる限り具体的に説明することも重要だ。

そして、学習者が初めて扱うシミュレータで学習を実施する場合には、学習に入る前に

> **NOTE**
> 6 ▶ 学習者が必要物品を選択するプロセスをも、学習に含める場合がある。指導者が使ってほしい物品のみを揃えずに、学習者の思考や行動の幅、可能性を予測して、物品などを準備することが重要である

実際に触れさせてみたり、値を測定させてみるといった体験を実施させることなども、指導者間で統一しておく。この「学習の導入」は、ファシリテータ役が行うことが多いが、デブリーファ役が行ってもよいし、そのほかの指導者が行ってもよい。

> **CHECK POINT**
> ■ 学習目標を説明する際の具体的な方法は指導者間で共有できているか
> ■ 実施するシミュレーションセッションにおけるルールや、医療機器や物品の場所・使い方の説明内容と方法は、指導者間で共有できているか
> ■ シミュレータの使い方、模擬患者とのかかわり方の説明内容と方法は指導者間で共有できているか

2）シミュレーションセッション実施中のファシリテータのかかわり・留意点

次にシミュレーションセッション実施時のファシリテータのかかわり・留意点を決めていく。筆者は、学習者がシミュレーションセッションに集中し、目標達成に向かう経験ができるよう、学習者の思考・行動・感情面の支援を行う、という考え方を基本に、作成している。作成にあたっては、シミュレーションアウトラインシート（図3-4）を活用する。

この部分を検討する際、指導者から提示された状況に身を置く学習者が、どのように考え、行動する可能性があるのかを十分に予測することが重要だ。シミュレーションセッションでは、知識がうまく活用できず、とまどい動揺してしまう学習者や、初めて経験する場面で緊張し身体がすくんでしまう学習者によく遭遇する。学習者がどのような感情に陥っても対応できるよう、指導者は支援の留意点を詳細に作成しなければならない。学習者が不必要に動揺したり、強い失敗体験として残ってしまったりしないよう、安全な学習を計画することが求められる。

シートへの記載方法と内容は、図3-4や第5章に掲載のシナリオを参照してほしい。以下にチェックポイントとして、ファシリテータのかかわり・留意点を決定する際に、検討すべき具体的な内容を示す。

> **CHECK POINT**
> - どのようにシミュレーションセッションを開始するか、指導者間で共有できているか
> - シミュレータでは表現できない顔色や皮膚の状態、測定したとみなすバイタルサインの値や、モニターに映し出されたとみなす心電図波形などを、学習者にどのタイミングで伝えるか指導者間で共有できているか
> - シミュレーションセッションが間違った方向に向かった場合や模擬患者や学習者の身に危険がおよびそうな場合の、修正や中止の判断の目安とタイミングは指導者間で共有できているか_{NOTE7}
> - 学習者がとまどってしまったときなどに助け舟を出す判断の目安とタイミングは、指導者間で共有できているか
> - 学習者の行動や思考を見守る目安は指導者間で共有できているか
> - 「応援役」「家族役」などがシミュレーションの場に登場するタイミングは指導者間で共有できているか
> - 場面の切り替えのタイミングは指導者間で共有できているか
> - シミュレータのオペレータ役へのシミュレーションセッション中の指示とタイミングは、指導者間で共有できているか
> - シミュレーションセッションを終わらせる目安とタイミングは指導者間で共有できているか

3）指導者の役割分担

　指導者の役割については、「ファシリテータの役割分担シート」（表3-1）に示したように担当を決める。各指導者が担う役割については第4章121ページ（表4-1）を参照してほしい。

NOTE

7 ▶図3-4のシナリオを例に補足すると、「間違った方向」とは、「呼吸や脈があると判断してしまい、BLSに進む状況でなくなったとき」を示す。
また、「模擬患者や学習者の身に危険がおよびそうな場合」とは、「除細動器を模擬患者に本当にかけようとしたとき」などのような状況を示す

表3-1 ファシリテータの役割分担シート

役割	指導者名・人数
ファシリテータ	1名
デブリファー	1名（ファシリテータがかねてもよい）
タイムキーパー	1名
☑模擬患者	1名
□シミュレータオペレータ	
□評価・観察者	
□撮影者	
☑応援看護師1（先輩ナース）	2名
☑応援看護師2（リーダーナース）	1名（ファシリテータがかねてもよい）
□医師	
□家族	
□薬剤師	
□検査技師	
□その他コメディカル	
□その他	

CHECK POINT

- 役割分担は、指導者おのおのの力量に沿っているか
- それぞれの役割の人数は実現可能なものか

Step6 デブリーフィングセッションの内容と支援方法の決定

　Step1からStep5までで、学習目標に基づいたシナリオ全体のデザインと具体的な患者の状況や状態、シミュレーションセッション中に学習者に経験してもらいたい技術や態度、指導者のかかわりや環境・教材などを作成してきた。

　Step6では、シミュレーションセッションでの経験を振り返り、ディスカッションから知識を裏付け、実践力の向上をめざす「デブリーフィング」の内容を決定する。看護技術の修得だけではなく、看護観や倫理観について考えるセッションともなるデブリーフィングセッションでのかかわりについて、具体的に検討し、指導者間であらかじめ統一を図っ

ておく。

● デブリーフィング：Debriefing

　デブリーフィングとはデブリーファの導きにより、参加者がシミュレーションセッション中のできごとに関するディスカッション、振り返りを行いながら、実施した行為を裏付ける「知識・技術・態度」を確認し合う学習支援方法。参加者の長期的学習を促すかかわりである。

　コルブの経験学習理論を土台にして、ショーンのいう省察的実践家の育成をめざすものでなければならない。あくまで、学習者が主体的にセッションに参加して、目標達成に向かう学習ができることをねらう[NOTE8]。指導者はデブリーファとして、学習者の思考やディスカッションが活性化するように、促進・支援する役割を担う。

　具体的には、学習者から内発的に疑問や気づきが生まれ、自然に学習目標に向かうディスカッションができるように、デブリーファが計画的な発問を交えて、進行していかなければならない。そのためには、シナリオ作成時から、目標に準じて、どのようなことを学

表3-2 デブリーフィングガイドシート

学習目標	デブリーフィングポイント
1 患者の異常に気づくことができる	●部屋に入ったときに観察したことは何ですか？　患者さんはどのような状態でしたか？ ●チョークサインに気がつきましたか？　発声できないことに気がつきましたか？　気道閉塞（A）を確認できましたか？
2 緊急時の観察と対応ができる	●何が起こったと考えましたか。そして、どう行動しましたか ●窒息の対応は、事前学習資料などで確認しながら学習者がもっともよいと思う対応を考える ●応援者の呼び方、物品要請をディスカッション ●対応している間の患者の状態はどのように変化しましたか ●意識、呼吸・循環の観察はどのようにしたのか、さらによくするためにはどうすればよいのか皆でディスカッションしてみましょう ●変化する状態に対して応援が来るまで何をしていましたか。どのように対応するとよいでしょうか。ディスカッションしてみましょう ●応援者が到着したとき、あなたの気持ちはどうでしたか。先輩の指示にしたがって行ったことは何でしょう ●質問に対して、学習者にどこまで解答を求めるのかについても考えておくとよい
3 SBARを用いて報告ができる	●あなたはどのように報告しましたか。どのような報告がよいでしょうか。みんなで考えてみましょう S(Situation)：チョークサイン、発声なし、呼吸停止 B(Background)：肺炎で入院中の85歳、金田さん A(Assessment)：窒息による心肺停止 R(Recomendation)：BLS実施中、医師要請

> **NOTE**
> 8 ▶これらの教育理論については、第2章68、81ページを参照のこと

ばせたいのか、引き出したいのかという「デブリーフィングガイド」を明確に計画しておくことが必要になる。このとき、筆者は「デブリーフィングガイドシート」（表3-2）を用いて作成している

　なお、デブリーフィングセッション（振り返り）での具体的な指導方法については本章3.2「具体的な教育技法」で詳述しているので、参照してほしい。

> **CHECK POINT**
> ☐ 学習目標に沿って具体的に話題にしたいポイントが明記され、指導者間で共有できるものか
> ☐ 学習目標に沿って話題を引き出すための発問の仕方などが明記され、指導者間で共有できるものか
> ☐ 行動の評価だけに終わることのないよう、知識や態度を含めた深い議論になるようなポイントが明記され、指導者間で共有できるものか
> ☐ 事前学習で使用する資料、デブリーフィングで提供する資料なども明記し、指導者間で共有できるものか
> ☐ 「設営シート」にデブリーフィングの場の設営についても記載され、指導者間で共有できるものか

Step7 | 評価方法の決定

　Step7として、シナリオやシミュレーション学習全体についての評価方法を決めて、評価表を作成する。

　学習の評価には、学習段階の進捗に応じて以下の3つがある。

診断的評価：学習を始める前（学期の初めなど）に、学習者のレディネスを確かめるもの
形成的評価：学習の途上（授業の区切りなど）に、評価するもの
総括的評価：学習の最後（学期末など）にまとめとして評価するもの

　そして表3-3に示したように、この「評価」では指導者が学習者を評価するだけでなく、指導者と学習者の双方が評価し合う形とする。

表3-3 評価の対象と内容

評価の主体	評価される対象	評価する内容	何のために
学習者	学習者自身	能力（知識・技術・態度）	目標の達成状況と課題を認識
	他の学習者	能力（知識・技術・態度）	目標の達成状況と課題を認識
	指導者	モデルとして	指導者の成長と課題の認識
		ファシリテータとして	指導者の成長と課題の認識 シナリオの改善
		デブリーファとして	指導者の成長と課題の認識 シナリオの改善
	シナリオ	学習者の選定	シナリオの改善
		目標	シナリオの改善
		シミュレーションの内容	シナリオの改善
		教材と環境	シナリオの改善 環境・システム・予算など見直しと改善
		デブリーフィングの内容と支援	シナリオの改善
		評価方法	シナリオの改善
指導者	学習者	能力（知識・技術・態度）	目標の達成状況と課題を認識
	指導者自身	モデルとして	指導者の成長と課題の認識
		ファシリテータとして	指導者の成長と課題の認識 シナリオの改善
		デブリーファとして	指導者の成長と課題の認識 シナリオの改善
	シナリオ	学習者の選定	シナリオの改善
		目標	シナリオの改善
		シミュレーションの内容	シナリオの改善
		教材と環境	シナリオの改善 環境・システム・予算などの見直しと改善
		デブリーフィングの内容と支援	シナリオの改善
		評価方法	シナリオの改善
	他の各指導者	任務の遂行	シナリオの改善 指導者間の関係性の改善
		連携と強調	シナリオの改善 指導者間の関係性の改善

学習者を評価することの目的を考えるときに、**ブルーム**の提唱した「完全習得学習理論」（マスタリー・ラーニング）が参考になる。

この理論では「指導と評価」を一体的に考える。評価は指導のための手がかりを得る手段と位置づけられ、学習段階の進捗に応じた「診断的評価」「形成的評価」「総括的評価」の3つの評価を通して、ほぼすべての学習者に一定水準以上の学習効果を保証することを目的としている。

シミュレーション学習における「評価」も、学習者の成長や指導方法の改善にいかされるべきものでなければならない、と筆者は考える。

◉学習者に対する評価

学習者に対する評価表の設計・項目立ては、指導者がどの程度、学習達成状況を評価したいのかによって異なってくる。

一つひとつの技術の定着度の確認を目的とするならば、チェックリスト型の評価表（表3-4）となるであろうし、大まかに達成度を把握したい場合は、5段階や7段階などの指標（例：とてもよい〜よくない）で評価するスケール型評価表がよい（表3-5）。

そのほか、学習者自身による「学習記録」や、資料収集などによる「ポートフォリオ」による評価も考えられるし、心理学で使用されている態度や意識に関する「評価尺度」を利用してもよい。

いずれにしても、学習目標に基づいて評価方法や評価項目を決めていくことが望ましい。

表3-4 チェックリスト型評価表（例）

▼項目	できた	できない
❶患者の異変に、気がついた	□	□
❷窒息であると判断できた	□	□
❸窒息であるという判断の根拠が説明できた	□	□
❹背部叩打法ができた	□	□
❺ハイムリック法ができた	□	□
⋮	⋮	⋮

NOTE
9 ▶第2章72ページでは同じくブルームの提唱したタキソノミー（教育目標の分類）について紹介した。合わせて参照してほしい

表3-5 スケール型評価表

▼項目	5 とてもよい	4 よい	3 普通	2 あまりよくない	1 よくない
❶学習対象者の適切さ	□	□	□	□	□
❷目標の妥当性	□	□	□	□	□
❸シミュレーションの課題の明確さ	□	□	□	□	□
❹シミュレーションの内容と学習目標の関連	□	□	□	□	□
❺シミュレーション中の課題の難易度	□	□	□	□	□
❻シミュレーションの実施時間	□	□	□	□	□
⋮	⋮	⋮	⋮	⋮	⋮

◉指導者に対する評価

　筆者は、作成したシナリオによるシミュレーションセッションを録画し、指導者らと視聴して指導の振り返りを行っているが、その際に使用しているのが（表3-6）のチェックリスト型の評価表である。

　そのほかにも、医学シミュレーション学習における指導者の評価に特化したスケール型評価表 "Debriefing Assessment for Simulation in Healthcare（DASH）" が、**Center for Medical Simulation** のウェブサイトに掲載されているので参考にされたい。DASH には学習者用と指導者用があり、巻末に付録として掲載した。

> **CHECK POINT**
> ☐ 評価を行う目的や評価方法について指導者間で共有できているか
> ☐ 「評価を行う目的」に沿った評価方法か
> ☐ 評価は、指導者・学習者の双方が対象となっているか
> ☐ 評価表はわかりやすく、評価しやすい構成か

NOTE

10 ▶ **Center for Medical Simulation** とは
1993年に設立された世界初のメディカルシミュレーションセンター。米国ハーバードメディカルスクールおよびマサチューセッツ総合病院に附属する施設。第1章1.7も参照のこと
URL：www.harvardmedsim.org

表3-6 指導者のためのシナリオ・デブリーフィングチェック表

▼項目	はい	いいえ	備考
事前			
❶ 事前学習の量と内容は適切であった	☐	☐	
❷ 学習目標は学習者のレディネスに合っていた	☐	☐	
❸ 学習目標は、知識・技術・態度のバランスを考えてつくられていた	☐	☐	
❹ 学習者は目標を理解して学習に臨めた	☐	☐	
❺ 学習者はシミュレーション実施中の環境、医療機器、医療材料などの使用方法などを理解して学習に臨めた	☐	☐	
❻ 学習者はシミュレータや模擬患者への対応のルールなどを理解して学習に臨めた	☐	☐	
シミュレーション実施中			
❼ 学習者は、シミュレーション中、常に思考し、行動しようとしていた	☐	☐	
❽ 学習者の学習への意欲が持続したシミュレーションであった	☐	☐	
❾ 学習者のとまどいや過度な緊張はなかった	☐	☐	
❿ 学習者や模擬患者などが危険にさらされることはなかった	☐	☐	
⓫ 課題、シミュレーションの内容は目標に準じて妥当であった	☐	☐	
⓬ シミュレーションの実施時間は妥当であった	☐	☐	
⓭ シミュレーションの場・医療機器・物品に問題はなかった	☐	☐	
⓮ シミュレーション中の指導者のかかわりは学習者の学習を支援するものであった	☐	☐	
デブリーフィング			
⓯ デブリーフィングの環境（いすなどの配置も）は適切だった	☐	☐	
⓰ 学習者は、シミュレーションでの高揚や緊張を和らげてデブリーフィングに臨んでいた	☐	☐	
⓱ 学習の目標を学習者間で共有してデブリーフィングを開始できた	☐	☐	
⓲ 学習者がシミュレーションで考えたこと、行ったこと、感じたことなどを仲間とともに振り返ることができた	☐	☐	
⓳ 学習者は仲間とともに、シミュレーションでの思考、行為、態度などのよかった点、改善すべき点、不足していた点などの分析ができていた	☐	☐	
⓴ 事前学習課題をデブリーフィングで利用しながら、主体的な学習が行えた	☐	☐	
㉑ 学習者が深い知識を得るような発問や支援がなされていた	☐	☐	
㉒ 指導者は学習者のディスカッションを促進するようにかかわっていた	☐	☐	
㉓ 分析の際には、シミュレーションを行った学習者への評価というかたちにならず、進めることができた	☐	☐	
㉔ 指導者の詰問などにより学習者らが過度な緊張を強いられることなく、進んだ	☐	☐	
㉕ 学習者らは振り返りと分析に基づいて、次につなげるための知識、行為、態度などをまとめることができた	☐	☐	
㉖ 次につなげる学習のまとめでは指導者が適度に介入し支援していた	☐	☐	
㉗ デブリーフィングの時間は適当であった	☐	☐	
㉘ デブリーフィングのポイントは妥当であった	☐	☐	
全体			
㉙ 指導者らは統一した指導を行えていた	☐	☐	
㉚ 指導者間の連携は図られていた	☐	☐	

Step 8 | シナリオのテストラン

シナリオを作成するプロセスの最後には、テストラン（試行）を行う。2段階のテストランがある。

αテスト：<u>指導者間で学習者役を決めて</u>、シナリオのテストランを実施する。
　αテストでは主に全体的な流れ、環境や物品の選択、設定や配置についての検証を行う。
βテスト：<u>実際の学習対象者に近い学習者役を立てて</u>、シナリオのテストランを実施する。
　βテストでは、学習目標、患者の状況、学習者に求めるシナリオ内の課題設定や時間配分、デブリーフィングの内容と時間、指導者のかかわり方などについて検証する。

2段階のテストランを実施した後に、シナリオ全体の最終的な調整を行い、本番へと進む。学習者のレディネスに比し、作成したシナリオによる学習内容に無理があることがわかった場合には、十分な再検討を行う。

3.2 具体的な教育技法

1 指導者に求められるスキル

　シミュレーション教育に携わる指導者は、学習者がシミュレーション学習を通じて、確実に知識・技術を身につけ、看護観を深め、自身の力で実践力を向上させることを支援する役割を担う。

　自律的な実践力向上を支えるために指導者は、「教える」「教え込む」のではなく、学習者と「ともに学び」、学習者を「支援する」かかわりを身につけなければならない。

　表 3-7 にシミュレーション教育に携わる指導者に求められるスキルをまとめた。

表3-7　シミュレーション教育に携わる指導者に求められるスキル

① シミュレーション学習の素材を見つけ、教材化する力
② 学習者のレディネスやニーズを分析してシナリオをデザインする力
③ シミュレータやモデル、模擬患者を扱う力
④ 学習者のシミュレーションセッションへの集中度を、感情・思考・行為などから把握して、的確に支援できる力
⑤ シミュレーションセッションでのリアリティを高めるための演技力・表現力
⑥ デブリーフィングセッションで学習者の気づきやディスカッションを促す会話力
⑦ 指導者間や多職種の医療者との円滑なコミュニケーション力
⑧ シナリオと指導を客観的に振り返る力

2 具体的な指導方法

　次に、前節 3.1 で作成したシナリオに基づき、シミュレーション学習を実施する前日までの事前準備、当日の指導者のかかわりについて解説する。

1）事前準備

❶事前学習の準備と提示

事前学習の内容を学習者に説明し、学習や訓練ができる教材、環境を整える。

❷学習環境、物品、教材（シミュレータ、模擬患者を含む）の準備

シミュレーション学習当日に使用する部屋、学習に必要となる医療機器などの物品、シミュレータや模擬患者を含む教材の準備・手配、必要に応じて学習の場のセッティングを学習前日までに整えておく。

2）当日

❶指導者の役割と物品の確認

学習直前に指導者の役割を再度確認し、意思統一を図る。学習環境や必要物品などの最終確認を行う。また、シミュレータの動作確認、模擬患者の演技の確認も行う。

❷ブリーフィング（導入）

シナリオに沿ったシミュレーションセッションを実施する前段階の「ブリーフィング（導入）」において、下記の点を中心に十分な説明を行い、学習者の理解を図る。

- 学習目標
- シミュレーション学習の流れ（デブリーフィングセッションも含めて）
- シミュレーションセッションを行う学習者の順番
- 学習環境やシミュレーションセッション中に使用する医療機器や医療材料
- シミュレーションセッションでのルール

学習者が過度に緊張しているようであれば、**アイスブレーキング**[NOTE11]を挟んだり、事前学習についてのクイズを入れるなどの工夫をして、場をほぐす。

◉「患者の状態（状況）」と「学習目標」の説明

「患者の状態（状況）」と「学習目標」の説明においても、学習者の理解を十分に得ることを大切にする。

理解を促進する方法として指導者は、以下のような工夫を加えながら説明を実施する。

> **NOTE**
> 11 ▶**アイスブレーキング**とは、会議や参加型のグループワーク、セミナーなどの冒頭で、参加者の緊張を解くために導入するエクササイズ（ゲーム、クイズ、運動など）のこと。アイスブレイクともいう

- 重要なポイントや、やや難解と思われる部分を、強調したり、繰り返して解説する
- 指導者が一度説明したことを、学習者自身に口頭で再度説明を実施してもらう（これによって学習者の理解度を確認する）
- ホワイトボードなどへの要点の書き出し、学習者による要約

　以上のように、学習者が真に理解できているかを確認できる方法を用いる。一方的に説明を行ったり、理解度を確認しないなどといったことが、ないようにしたい。
　また、シミュレーションセッションに入る前には、必ず学習者に対して質問の時間を設ける。

❸シミュレーションセッションにおける支援

　シミュレーションセッション実施時は、シミュレーションアウトラインシート（図3-4）で作成した「シミュレーションセッション実施中の指導者（ファシリテータ）のかかわり・留意点」の内容に沿って、学習者がシミュレータや模擬患者にかかわりながら学習課題に集中できるよう、指導者による支援が必要である。
　シミュレーションセッションでは、指導者の想定を超えた出来事もしばしば発生する。指導者は、学習者の思考・行動・感情の変化をよく予測、観察して、的確な支援を提供していかなければならない。学習者の観察に集中するために、シナリオの全体像とシミュレーションアウトラインとを、十分に頭に入れて支援に臨むべきである。
　シミュレーションセッション実施中に特に必要となる指導者のスキルをまとめると以下の4つに集約される。

- Coaching（コーチング）：ともに考えて進む
- Teaching（ティーチング）：的確な指導
- Prompting（プロンプティング）：学習者が考えていることや感じていることを行動に移すことができるように、言葉をかけたりヒントを与えたりなどして学習を促進するかかわり
- Cueing（キューイング）：患者の状態をタイミングよく伝えるなどの言語的な手がかりや、学習者の五感に働きかけるように非言語的なヒントを的確に示すかかわり

　以下に具体的な指導者の動きを示す。
　「シチュエーション・ベースド・トレーニング」のように、患者の状態が経時的に変化する場合には、オペレータ役の指導者が適宜、患者の状態設定を変化させる必要がある。

学習の流れをさえぎることのないよう、スムーズに行う。

　また、シミュレータなどと会話をしながら、患者への対応をする設定では、シミュレータの声役も指導者が演じる必要がある。

　シミュレータや模擬患者では測定できない測定値・検査値、観察項目（皮膚の状態や顔の表情など）は、あらかじめ準備したカードで示したり、指導者が口頭でタイミングよく伝える。

　また、シミュレーションセッション中に、学習者の思考や行動が止まり、緊張や不安が強まった場合などには、シミュレーションをいったん止めて、短くデブリーフィングを入れたり、ヒントを出して思考や行動が継続できるように支援する必要がある。

　模擬患者や学習者の安全が図れないような状況に陥ったら、即座に中止の合図を出すのも指導者の役割となる。

❹デブリーフィングセッション（振り返り）における支援

　デブリーフィングセッション（振り返り）は、デブリーフィングとフィードバックの2要素から構成される。学習者がみずから自分の行ったことを思い出したり、指導者や周囲の仲間からのフィードバックによって気づいたりしながら、シミュレーションセッションでの知識・技術・態度などを仲間とともに分析し、さらによい実践とするための課題について検討する、というシミュレーション教育のなかでも、もっとも重要なセッションといえる。

　指導者は、このセッションでの学びが、シミュレーションセッションで起こった目に見える（可視的）行動を、単に「よかった・悪かった」と評価することにとどまり、次にどのように動けばよいのかを検討するといった浅い学習とならないようにしたい。つまり指導者は、行動の裏にある思考過程やシミュレーションの場で抱いた感情などにも焦点をあてて導いていくようなかかわりを計画しておく必要がある。

【デブリーフィングとフィードバック】

　デブリーフィング：debriefing とは、シミュレーションを体験した学習者と周囲の観察者（学習者）みずからが、指導者の導きによって、シミュレーションセッションでの「思考・感情・行動・態度」などを振り返り、仲間とのディスカッションを交えて、みずからの「知識と技術の統合」や「新たな学習課題」を確認しあうものである。

　一方、フィードバックとは "feed" には「栄養、食べ物」という意味があることから、「指導者や周囲の人から、学習者に学習の様子や評価を学習者の栄養となるように（その

後の学習の役に立つように）伝えること」という意味である。あくまで、他者の視点からのアドバイスとなる。

このフィードバックには「よかった点」を伝える「ポジティブフィードバック」と「よくなかった点・できなかった点」を伝える「ネガティブフィードバック」がある。

デブリーフィングセッション（振り返り）では、「できなかった点」などは、デブリーフィングを通じて、学習者自身が気づくことができるように指導者が導き、指導者からのフィードバックは、できるだけポジティブフィードバックが望ましい。

❺「状況を捉える認知的スキーマ」の変容をめざす

図 3-7 に示したように、学習者が何かの行動を起こす前には、学習者が状況をどのように捉えたかという物事の認知の仕方（スキーマ）が存在している。

このスキーマには、学習者の知識・思考過程、感情などが含まれており、それに基づいて、「行動」が起こる。そして、看護者の行動によって生じる「結果」（患者や場の状態におよぼした効果や変化）につながっていく。

デブリーフィングセッション（振り返り）では、可視的な対応や行動のみの変容にとどまるのではなく、①状況を捉えるスキーマ（知識・思考過程・感情など）の変容をめざし、その結果として②対応や行動が変容することをめざして、学習者の支援を行う必要が

図3-7　効果的なデブリーフィングの構造[1]

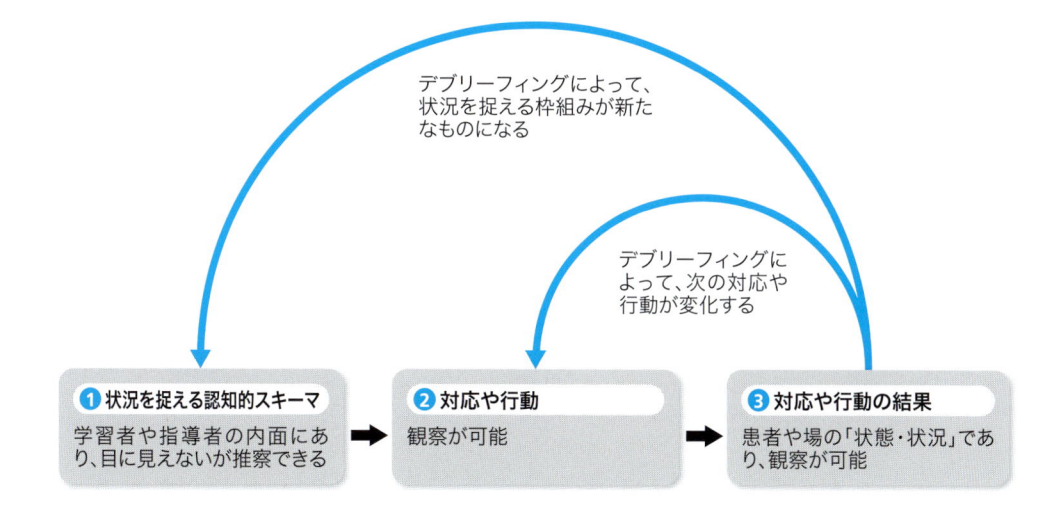

デブリーフィングによって、状況を捉える枠組みが新たなものになる

デブリーフィングによって、次の対応や行動が変化する

❶ 状況を捉える認知的スキーマ
学習者や指導者の内面にあり、目に見えないが推察できる

❷ 対応や行動
観察が可能

❸ 対応や行動の結果
患者や場の「状態・状況」であり、観察が可能

ある。

　学習者の行動を左右する「スキーマ」は、学習者の内面に存在しているものなので指導者から外的に観察することはできないが、学習者に質問を投げかけることでひもとき、推察することは可能である。

　しかし、シミュレーション直後のこのセッションで、指導者が学習者の行動の裏にあるスキーマを引き出し、可視化するかかわりは難しい。したがって、このセッションを深い学習とするために指導者は、シナリオ作成時点から、このセッションで話題にしたい知識や思考過程などを明確にし、どのように引き出していくのか、質問の仕方なども綿密に計画し、意図的なかかわりが実践できるように準備することが大切である。

3　デブリーフィングセッション(振り返り)における指導のコツ

　以下にデブリーフィングにおける指導のコツを7つ示す。

1）構造化されたデブリーフィング技法を使用して進行する

　構造化されたデブリーフィング技法を使用して、学習者を支援する。Column4（116ページ）に2つの構造化されたデブリーフィング技法を紹介したので参照してほしい。また、「シミュレーションアウトライン」作成時に綿密な計画立案を行うことが欠かせない。

2）指導者は脇役・進行役

　指導者は話題を提供するが、答えを出さない。話しすぎない。答えを導くのは、あくまでも学習者自身であるので、学習者の思考を刺激する役割に徹する。

　「どうでしたでしょうか？」などと学習者から受動的に問われたら、「あなたがたはどう思うの？」と問い返すなどのスキルを身につける。

3）指導者は観察者

　デブリーフィングはシミュレーションセッションが開始したときからはじまる。常に学習目標を念頭に置きながら、デブリーフィングで話題にして、学習者や参加者に気づいてもらいたい点を細かく観察する。

4）具体的な点を話題にする

「何がよかったですか？」「どこが課題だと思いますか？」など、行った個々の行動を、具体化できるように促す。

5）セッションをコントロールする

デブリーフィングセッションは、学習者にとって安心できる場所、安全な環境でなければならない。時間も<u>シミュレーションセッションの2〜3倍（ただし集中力を考えて最大30分まで）</u>を確保し、ディスカッションをコントロールする。

また、行った学習者の情緒的な面への配慮を欠かしてはいけない。シミュレーションセッションを経験した後の学習者は、緊張や興奮の状態にある。シミュレーションセッション後のデブリーフィングでは、緊張や興奮を和らげる環境やかかわりの工夫も必要となる。

6）的確な録画ビデオの活用

シミュレーションを録画し、デブリーフィングセッション（振り返り）で利用する方法もある。しかし、<u>録画を視聴するだけでは効果的なデブリーフィングにはつながらない。</u>全編を視聴した際には、シミュレーションと同じ時間（一時停止して特定の部分を繰り返し視聴した場合などは、それ以上の時間）を費やす。また、デブリーフィングで話題にしなくてよい場面も視聴することになり、学習者の集中力が途切れるなど効果的でない場合が多い。

効果的な活用につなげるためには、目標に沿ってデブリーフィングで話題にする場面のみの一部視聴にする、また、スキルなどについては、指導者の評価と学習者の自己評価が異なる部分（学習者はできていると思っているが、指導者はできていないと思っているなど）を取り上げて視聴するなどの工夫が必要となる。

7）完璧なシミュレーションセッションであった場合でも行う

学習目標を到達したパフォーマンスでも、その裏側にある思考や判断の過程がどうだったのかを確認する必要がある。シミュレーションセッションを行ったら、必ずデブリーフィングセッション（振り返り）を実施することが必要である。

Column 4　構造化されたデブリーフィング技法

これまでに研究・開発された、構造化されたデブリーフィング技法のなかから Plus/Delta と GAS モデルを紹介する。

● Plus/Delta

Plus/Delta（プラス／デルタ）は、うまくいったことは何か、次に改善すべきポイントは何かの 2 点にフォーカスした簡単な質問を用いて、学習者の主体的な学びを支援するためのデブリーフィング技法である。学びを深め、さらに進化させる方法について指導者と学習者がともに考えることができるツールである。

Plus　あなたやチームのよかった点はどこですか？
Delta　あなたやチームがさらによくなるために改善すべき点はどこですか？

指導者は学習者に上記の 2 つの質問を投げかける。そして、学習者から挙げられたポイントを、表 3-8 のようにホワイトボードなどに、「できたこと」（Plus）と「改善点」

表3-8　Plus/Delta の例

患者さんに触診を実施したシミュレーション例

よかった点 ＋	さらによくするには？（改善点）△
・患者さんの顔を見ながら触診ができていた	・視診をする
・領域を考えながら触診ができていた	・痛みのある部位を言葉だけでなく患者に示してもらう
・痛みを感じている部位を最後に触診していた	
・いきなり深い触診をするのではなく、まず、浅い触診から開始していた	・打診をする
	・問診で手術歴も尋ねる
	・触診の際に膝を立てる

（Delta）に分類して書き出しながら振り返っていく。

　このツールを使い、すでに経験したシミュレーションセッションを振り返ったうえで、次のシミュレーションセッションへと進む。このサイクルを反復することで、効果的な実践力向上を図ることができる（図3-8）。シミュレーションにおける反復練習の効果については、看護師を対象とした筆者の研究でも明らかになっている。

図3-8 Plus/Delta のプロセス

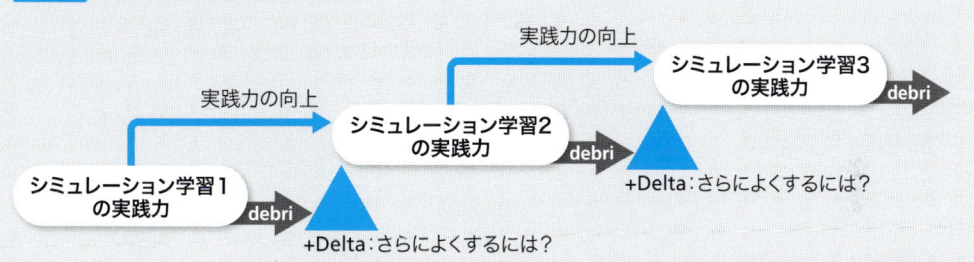

シミュレーション学習1の実践力 → debri → +Delta：さらによくするには？ → 実践力の向上 → シミュレーション学習2の実践力 → debri → +Delta：さらによくするには？ → 実践力の向上 → シミュレーション学習3の実践力 → debri

● GAS モデル[14]

　GAS モデルとはピッツバーグ大学のシミュレーションセンター WISER とアメリカ心臓協会（American Heart Association, AHA）の共同研究として開発されたデブリーフィングメソッド。

　Plus/Delta と同様に、シミュレーションセッションにおいて「何をしたか」「どのようにしたか」「改善できるポイントは何か」を学習者が中心になって考えることができるような、デブリーフィングを実践するためのモデルである。

　下記の3段階で学習を振り返る形式のデブリーフィング技法である。

・情報を集める：Gather
・集めた情報を分析する：Analyze
・まとめ：Summarize

　表3-9に GAS モデルを用いたデブリーフィングセッションにおける指導者のかかわりを具体的に示した。

表3-9 GASモデル[14]

段階	目標	行動	発問の例	時間の割合
Gather 情報収集	学習者がシミュレーションを通じて、何を考え、どのように感じたのかを聞き出す	・チームリーダーにシミュレーション中のことを話すように促す ・チームメンバーから補足説明などを求める	・みなさん、どのように感じましたか？ ・チームリーダー：何が起こったか話してください ・チームメンバー：追加することはありますか？	25%
Analyze 分析	学習者が行動を振り返り分析できるように支援する	・シミュレーション中に起こったことを正確に振り返る ・正しいこと間違ったことなど観察したことを挙げる ・学習者が自身の思考過程に気がつけるよう、思考過程を明らかにするような一連の質問をする ・学習者が実践を振り返ることを手助けする ・学習者が常に学習目標に向かえるようにする	・私は……に気がついたけど ・もっとそれについて話してみてもらえますか？ ・どのように感じたの？ ・○○の部分についてもっと説明してください ・ディスカッションの混乱を解消するとき：大切なことは、誰が正しいかではありません。患者さんにとってどうだったかを考えてみましょう	50%
Summarize まとめ	デブリーフィングセッションで学んだことをまとめて確認し合う	・学習者はチームや個人のよかった点と、改善すべき点を確認し合う ・指導者はまとめのコメントをする	・効果的だったり、よかった点を2点ほど挙げてみましょう ・あなたやチームの改善すべき点を2つほど挙げてみましょう	25%

引用・参考文献

1) Rudolph, J. W. et al., Debriefing with good Judgment: combining rigorous feedback with genuine inquiry. *Anesthesiol Clin*, 25, 361–376, 2007.
2) 同上
3) 阿部幸恵：シミュレーション教育を支える教育観とプログラムの一連．看護管理，19(11), 923–928, 2009.
4) 阿部幸恵：病棟で実践するシミュレーション教育．主任＆中堅＋こころサポート，20(3), 72–77, 2011.
5) Knowles, M. S. 著（1988）/堀薫夫，三輪建二監訳（2002）．ペタゴジーからアンドラゴジーへ——教育の社会学的・実践的研究．鳳書房．
6) 大滝純司，阿部幸恵（2008）．シミュレータを活用した看護技術指導．日本看護協会出版会．
7) 日本医学教育学会教材開発・SP小委員会編（2011）．シミュレーション医学教育入門．篠原出版新社，pp.1–54.
8) 藤崎和彦（2011）．シミュレーション教育とは何か（日本医学教育学会教材開発・SP小委員会編），シミュレーション医学教育入門．篠原出版新社，pp.2–12.
9) Ziv, A., Wolpe, P. R., Small, S. D., Glick, S. (2003) Simulation-Based Medical Education: An Ethical Imperative. *Acad Med*, 78(8), 783–8.
10) Riley, R. H. (2008). Manual of Simulation in Healthcare. New York, NY: Oxford University Press (USA).
11) Kyle, R., Murray, W. B. (2007). Clinical Simulation Operations, Engineering and Management. Waltham, MA: Academic Press.
12) Jeffries, P. R. Ed. (2007). Simulation in nursing education: From conceptualization to evaluation. New York, NY: National League for Nursing.
13) Abe, Y., Kawahara, C., Yamashina, A., Tsuboi, R. (2013). Repeated Scenario Simulation to Improve Competency In Critical Care: A New Approach For Nursing Education. AJCC, 22(1), 33–40.
14) Phrampus, P., O'Donnell, J. (2012). Debriefing in Simulation Education–Using a Structured and Supported Model. http://www.wiser.pitt.edu/sites/wiser/ns08/day1_PP_JOD_DebriefingInSimEdu.pdf (last accessed 2013/05/12)

第4章

学習環境の整備
──必要となるリソース

本章ではシミュレーション教育の実践にあたって必要となる学習環境の整備について解説する。シミュレーション教育をより効果的・効率的に実施するためには、シミュレータなどの機器・物品が必要となるほか、この機器・物品や教育プログラム全体を管理・運営する人材確保が欠かせない。本章ではこの管理・運営についての考え方を解説した。加えて、アジア最大級のシミュレーションラボである「おきなわクリニカルシミュレーションセンター」の設備から理想的な学習環境のあり方について提示する。

4.1 必要となる人材

1 シミュレーションセンター／ラボの運営に必要なスタッフ

シミュレーション教育を効果的に行うためには、学習者中心の教育を実践できる人材・指導者や、管理・運営に携わるスタッフが必要となる（表4-1）。

欧米では、プログラマー、オペレータ、マネジャーなどの役割を担うシミュレーションスペシャリストを備えている施設も多いが、日本ではこれらすべてを特定の教員や指導者が担っていることが多い。[NOTE1]

2 シミュレーション教育における模擬患者

シミュレーション教育には模擬患者の存在も欠かせない。

模擬患者とは、「ある疾患の患者の持つあらゆる特徴（単に病歴や身体所見にとどまらず、病人特有の態度や心理的・感情的側面にいたるまで）を、可能な限り模倣するよう特訓を受けた健康人」と位置づけられ、「生きた教材として患者役を演ずる人」のことをいう[1]。

1968年に米国の神経内科医、バロウズ（Howard Barrows, 1928-2011）が医学生対象の教育に模擬患者を用いたのが、模擬患者を活用した医学教育の始まりとされている。その後、米国の医学教育では、客観的臨床能力試験（OSCE）に広く利用されるようになった[2]。

日本では、1980年代後半から、模擬患者の活用が進むようになった。当初は、OSCEにおける導入が中心であったが[3)-6)]、その後は、医学生のみならず、学生を含めた多職種における医療コミュニケーション教育でも、模擬患者の活用が進んでいる。

医療者が患者とのコミュニケーションを円滑に行うためには、現場経験を重ねることが重要とされている。しかし、異世代とかかわった経験に乏しい現代の医療系学生や若手医

NOTE
1 ▶ 第1章1.6,1.7では海外におけるシミュレーションセンター（ラボ）の運営状況を紹介した。合わせて参照してほしい

療者にとって、臨床の場面でいきなり患者や家族とコミュニケーションを図ることは容易ではなく、ストレスフルでもある。患者・家族にも不安を与えたり、医療者－患者・家族間での信頼関係を損ねるような結果を招くおそれもある。

したがって、実際の臨床に出る前に、コミュニケーションが問題となりやすい臨床場面を模擬的に再現して、模擬患者を用いたトレーニングを実施することが有用だ。

患者役は同僚や指導者が務めてもよいが、より臨床場面に近づけるために一般市民を患者役とした方が、リアリティのある体験ができる。このことから、模擬患者への一般市民の起用が始まった。最近では、コミュニケーションのみならず、身体診察、生活援助の演習などにおいても活用されている。

● 模擬患者の種類

模擬患者には、大きく分けて Simulated Patient と Standardized Patient の2タイプがある。模擬患者のことを略して SP と呼ぶが、通常はこの2つのタイプを含めて SP と呼ぶ。

表4-1 効果的にシミュレーション教育を実施するために必要となる人材

役割	説明
ディレクター	シナリオやコースの作成および全体の組み立て、全体管理を実施する役割。センターやラボの責任者
インストラクター	正確な技術を指導するスタッフ。特にタスク・トレーニングやアルゴリズム・ベースド・トレーニングの際には、正しくインストラクションできるスタッフの存在が重要
ファシリテータ	学習者の思考や行為を支援し、主体的な学習体験を導く指導者。主にシチュエーション・ベースド・トレーニングなどでシミュレーションをサポートする役割
デブリーファ	シミュレーションセッションに続くデブリーフィングセッション（振り返り）で、学習者の振り返りと学びを支援する指導者
プログラマー	シナリオに即したシミュレータの動作・設定を高機能シミュレータにプログラムを組み込むスタッフ
オペレータ	シミュレーション中にシミュレータを動かすスタッフ
ラボマネジャー	実習室やシミュレーションセンターの管理者。主に、トレーニングルーム、シミュレータ、医療機器、医療材料など機器・物品の管理やシミュレーションセンターやラボの利用状況を管理する役割

写真4-1 ハイブリッド方式による学習場面

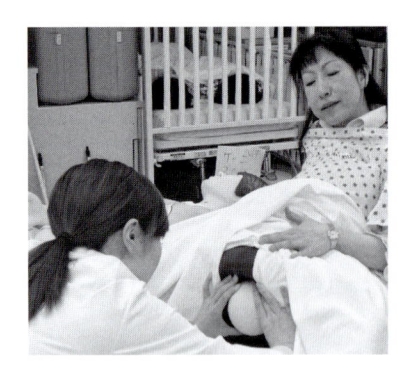

【Simulated Patient】

　いくつかの臨床場面のシナリオをあらかじめ覚えて、シナリオのねらいに沿った再現性のある演技をする。このタイプの模擬患者は、学生の学習への動機づけや医療面接のイメージづくりのための演技を要求され、患者の心理面なども深く掘り下げて演じることが必要となる。そのために、演じる患者の個性や背景などもある程度自由に表現できる力量をもつ。また、学習者とのやりとりのなかで生じた感情表現やせりふ回しなど、細部にわたるまで模擬患者個々に委ねられる部分がある。

【Standardized Patient】

　標準模擬患者のこと。このタイプの模擬患者は、試験や評価実施のため、一定の標準化された患者役を演じる。標準模擬患者は実際のOSCEや、卒業後の研修、専門医試験でも総合能力判定のために患者役を演じるため、どの受験者にも一定のレベルで演じなくてはならないので、患者像はマニュアル化されている。シナリオも非常に綿密に用意されているので、模擬患者個々の演技に自由度はない。

【参考：ハイブリッド方式】

　模擬患者とシミュレータを併用する方法を「ハイブリッド方式」という。
　たとえば**写真4-1**のように、分娩用シミュレータを人間（模擬患者）が装着して行う分娩シミュレーションは、妊婦とのリアルなコミュニケーションを可能にする。
　他の例としては、注射のシミュレータを腕に装着したり、導尿のシミュレータを股間にセットするなど、ハイブリッド方式を取り入れることで、手技とコミュニケーションを一連の流れで学習できるなど、トレーニングの幅が広がる。

4.2 必要となる機器・物品

本項では、患者状態や病室などを再現するために必要となるシミュレータなどの機器や医療機器などの物品と、その管理方法について解説する。

1 必要となるシミュレータと種類

シミュレーション教育といえば、シミュレータを使った教育のことと思う人も多い。たしかに、科学技術の進展に伴い、シミュレータの性能は飛躍的に進化した。生体の状態を人間そっくりに表現できるものもある。それによって、トレーニングの幅が広がったことは間違いない。

しかし、シミュレーション教育は、"シミュレータ教育"ではない。学習や評価の目標・目的に合わせて、教材を選ぶことが重要だ。学習目標によっては、必ずしもシミュレータを用いなくても学習者同士や模擬患者による学習でもよいであろうし、人体の部分を表現したタスクシミュレータでも十分に学習目標を達成できる。あるいは、模擬患者とシミュレータを組み合わせたセッティング（**ハイブリッド方式**）なども考えられるであろう。NOTE2

シミュレータを使用する場合にも低機能型から高機能型までさまざまな種類がある。予算が潤沢でなくても指導者の工夫で、効果的なシミュレーション学習を計画できる。筆者がチーフインストラクターを務める施設で備えているシミュレータを表4-2に示す。

以下に、現在使われているシミュレータの種類とその特徴を挙げる。

●低機能シミュレータ

人体の一部を再現したタスクシミュレータから、全身をモデル化したマネキンタイプまである。基本的にコンピュータによる制御がないものを指す。手技のトレーニングや一次救命処置、日常生活援助などの学習に利用できる（写真4-2、4-3）。

> **NOTE**
> 2 ▶ 本章4.1（122ページ）を参照のこと

表4-2 シミュレーションセンター／ラボに備えるシミュレータ例

❶ 高機能シミュレータ
- SimMan3G
- SimBaby

❷ 低機能シミュレータ
- Physico
- ナーシングアン
- SAKURA Ⅱ

❸ BLS・ACLSトレーニング用
- ALSシミュレータ
- レサシアン シミュレータ
- レサシアン スキルガイドモデル
- レサシアン 全身
- AEDトレーナ

❹ 気道（気管挿入・気道管理・吸引・気管切開）トレーニング用
- 気道管理トレーナ
- 輪状甲状靱帯穿刺・切開用シミュレータ
- 吸引シミュレータ
- 経管栄養シミュレータ

❺ 穿刺トレーニング用
- エコーガイド下中心静脈挿管シミュレータ
- IVトレーナ　胴体
- 腰椎穿刺シミュレータ「ルンバールくんⅡ」
- 橈骨動脈採血
- 手背の静脈注射シミュレータ
- 採血・静注シミュレータ「シンジョーⅡ」
- 腕自慢
- 装着式採血静脈注射「かんたんくん」
- 装着式上腕筋肉注射シミュレータ

❻ 導尿トレーニング用
- 男性導尿・浣腸シミュレータ

❼ 診察トレーニング用
- 血圧測定トレーナ「あつ姫」
- 心臓病診察シミュレータ「イチロー」
- 呼吸音聴診シミュレータ「ラング」
- 婦人科内診トレーナ　アドバンス型
- 直腸診シミュレータ
- 眼底診察シミュレータ「EYE」
- 外耳道診察「EAR」
- 乳癌触診モデル　装着式
- 浮腫触診モデル

❽ 検査トレーニング用
- ハートワークス
- アキュタッチ

❾ 治療・手術トレーニング用
- LAP Mentor
- VIST-C
- 縫合手技
- POMRT分娩トレーナ
- ママナタリー

●中機能シミュレータ

　コンピュータによる制御が可能なシミュレータである。フィジカルアセスメント、心音、呼吸音などのように再現できる生体反応が限られており、学習目標に応じて選択する。

　マネキンタイプのシミュレータは、血圧や脈拍などを変動させる設定が可能で、実際にバイタルサインを測定したり、動脈の触知、瞳孔反射の観察が行えたり、異常な音を再現しての心音、呼吸音、腸音の聴診、12誘導心電図の装着、そのほか日常の看護処置などのトレーニングが可能なものもあるが（**写真4-4**）、心肺蘇生などのトレーニングには対

写真 4-2

写真 4-3

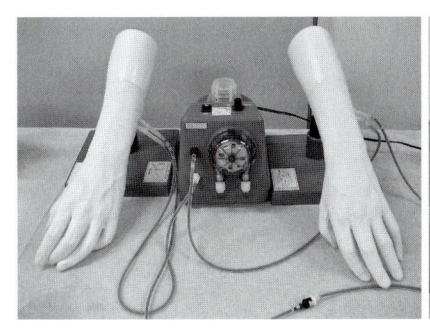

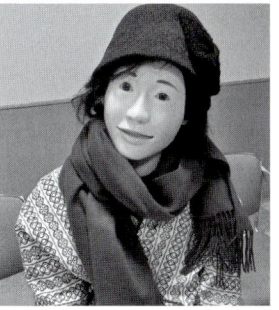

写真 4-4

写真 4-5

写真 4-6

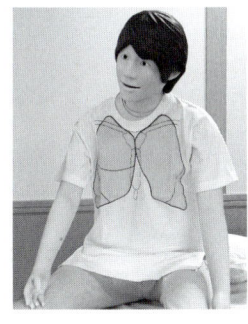

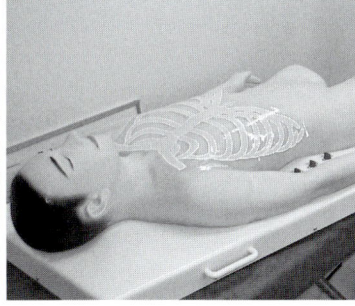

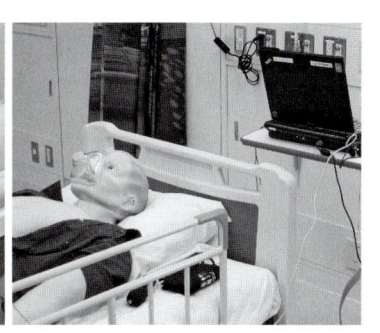

応できない。また、人体の一部分、胸部や上半身のみの形状で呼吸音や心音に特化したシミュレータなどがある（**写真 4-5**）。

◉高機能シミュレータ

コンピュータ制御のなかでも、中機能型と比べて、複雑な患者の状態や薬物による生体反応などを再現できるシミュレータ。

心肺蘇生のアルゴリズム・トレーニングにも使用でき、集中治療領域（周術期）や救急救命領域などのトレーニングに使われる（**写真 4-6**）。

2 必要となる医療機器・医療材料

シミュレーション教育には、シミュレータのみでなく、医療機器や医療材料なども必要

表4-3 シミュレーションセンター／ラボに備える医療機器例

人工呼吸器	車いす	ポータブルトイレ	女性用尿器
除細動器	救急カート	ペンライト	尿比重計
12誘導心電図	ワゴン	打診器セット	シャワーボトル
心電図モニター	輸液ポンプ	膿盆	吸いのみ
超音波画像診断装置	シリンジポンプ	抑制帯	ガーグルベースン
人工透析器	点滴処置台	氷枕	鑷子
ベッド	点滴棒	氷嚢	手動式吸引器
床頭台	バッグバルブマスク	湯たんぽ	酸素流量計
オーバーテーブル	聴診器	差込便器	吸引器
ストレッチャー	血圧計	尿器（男女）	肘枕

となる。筆者がチーフインストラクターを務める施設で備えている医療機器についても**表4-3**に示す。

　また、看護学生や新人看護師の注射トレーニングでは、アンプルカットや、アンプルやバイアルから薬剤を注射器へ吸入するなどの反復練習が必要となるが、使用する練習用のアンプルやバイアルを入手するのに苦労している施設も多い。実習用のアンプルやバイアルなどを販売している企業もある。[NOTE3]

3　シミュレータの運用と管理

　シミュレーション教育においてシミュレータは、大切な教材の1つである。高額なシミュレータもあり、それらの運用と管理には、いくつかの留意点がある。

1）シミュレータをはじめとする機器の管理者の雇用

　シミュレータのみならず、シミュレーションを行う実習室やセンターのすべての備品を管理できるスタッフが常駐していることが望ましい。各部署、各科、各領域でシミュレータを保有・管理するのではなく、実習室やシミュレーションセンター／ラボで一元管理を行う。

　そして、すべてのシミュレータの状態を把握し、各トレーニングで使用するシミュレータの選定や、シミュレーション時のセッティングなどの相談ができるスタッフ、指導者が

NOTE

3 ▶購入可能な企業を紹介する
・株式会社京都科学
http://kyotokagaku.jp/appli2/contents.php?action_record&code=12023-300
（last accessed 2013/03/26）

いることで、効果的なシミュレーション教育が可能になる。また、実習室やセンターの利用率向上にもつながる。これに関しては、各施設管理者の理解と人件費確保が必要となる。

2）ランニングコストの設定

シミュレータは購入する際の費用のみでなく、メンテナンスを含めたランニングコストを、ラボやセンターでの予算に入れる必要がある。

筆者がチーフインストラクターを務める施設では、すべてのシミュレータの定価の5％を1年分のランニングコスト、耐用年数を2年として設定し、以下のような計算式で1日の使用料を計算している。

〔定価＋（1年分のランニングコスト×耐用年数）〕÷（耐用年数×365日）＝1日（24時間）の使用料

計算例：300万円でシミュレータを1体購入した場合
$$[3,000,000+(150,000 \times 2)] \div (2 \times 365) = 4,521 \text{円／日}$$

3）レンタルの検討

シミュレータのなかでも高機能タイプのシミュレータや医療機器は高額である。購入のみでなくレンタルや他施設との共同使用なども検討する。[NOTE4]

4）シミュレータの保管

多くのシミュレータは、湿気に弱い。特にコンピュータ制御ができる中機能、高機能型は、湿気によりシミュレータのみでなくコンピュータの不具合を生じる場合があるので、注意を要する。保管する部屋は、湿度調節（60％前後）ができることが望ましい。

---

4 ▶国内でシミュレータや医療機器をレンタルできる企業
・IMI 株式会社　http://www.imimed.co.jp/index.html
・株式会社 Grandex　http://grandex.jp/gd-rental.htm
（すべて last accessed 2013/02/25）

4 シミュレータ使用時の留意点

以下にシミュレータ使用時の留意点を示す。

1）使用前の手洗いと使用後の清拭
シミュレータを使用する前の使用者の手洗いは必須である。また、使用後には、軽くアルコールで清拭をして清潔な状態で保管する。汚れ、手垢は、その後のかびの発生につながる。

2）使用後の乾燥
シミュレータによっては、模擬痰を使ったり、汗、涙、尿、胃液などを発生させるために、水をシミュレータの内部にセットする場合がある。これら液体を使用した際には、水分を抜き、清拭するだけでなく、完全に乾燥させる必要がある。またシミュレータの表面が湿気で溶解してくる場合もあるので、パウダーを使用して乾燥した状態を保つようにする。

3）針の選択
シミュレータに針を刺すトレーニングの場合には、臨床で使用する針を使用すると、シミュレータの皮膚や刺入用のパッドの消耗を早める。よい状態でトレーニングを続けるために、シミュレータに刺入する際には、できるだけ細い針を使用する。

4）シミュレータに装着の衣服の洗濯
マネキンタイプのシミュレータなどは専用の衣服を身に着けている。定期的にクリーニングを行い、清潔に保つ。

5）マニュアルの作成
保有するすべてのシミュレータに、使用マニュアルと使用前後に附属品や動作のチェックを徹底するためのチェック表を作成し、トレーニングごとにシミュレータの状態を把握できるようにする。

6）定期メンテナンスの実施
数か月に1度でよいので、保有するシミュレータの附属品、動作確認、消耗の程度、汚れの有無などについて点検する。

4.3 シミュレーション教育を実践する場
おきなわクリニカルシミュレーションセンターでの運営

　シミュレーション教育を行う場として、近年、医学部、医科大学に附属する教育機関や医療機関に、シミュレーションセンター、スキルスラボ、クリニカルシミュレーションラボなどが開設されている。

　看護基礎教育においては、これまで技術教育を行ってきた実習室がシミュレーション教育の場として活用できる。

　設置主体により、利用者の傾向や実施されているトレーニングには差があるだろうが、近年開設されているセンターやラボは、多職種での利用が可能となっている。

　また、手技を訓練するタスク・トレーニング、心肺蘇生などのアルゴリズム・ベースド・トレーニングのみならず、臨床のさまざまな状況を再現したシチュエーション・ベースド・トレーニングも含め、多様なトレーニングが行われている施設が増加している。

　本項では、筆者がチーフインストラクターを務める**「おきなわクリニカルシミュレーションセンター」**[NOTE5]を紹介しながらシミュレーション教育を実践する場を説明する。

1　施設開設までの歩み

　沖縄県では、各県単位での医療再生支援を目的に国が整備した「地域医療再生基金」の一部を活用し、県内の医療の質の向上をめざすべく、多職種・多施設共用型施設「おきなわクリニカルシミュレーションセンター」（愛称「ちゅらSim」）の設立を計画し、2012年3月に琉球大学の敷地内にオープンした（写真4-7）。

　センターと県内各施設との関係性を図4-1に示した。

　運営方針の策定は、県内の主要な医療機関の代表からなる事業推進委員会が担い、具体的な教育プログラムの開発・研究、シミュレータやその他の教材開発、広報などを琉球大学医学部附属病院に設置された寄付講座が行い、センターで展開している。

　地域医療再生が設立目的のため、本島のみならず離島との遠隔医療や教育も視野に入れて取り組む。また、ハワイ大学sim tikiやピッツバーグ大学WISERなど、シミュレー

> **NOTE**
> 5 ▶ センターの利用案内や近況、開催予定のセミナー告知、施設見学のご案内などをウェブサイトで公開している。ぜひご覧いただきたい
> http://okinawa-clinical-sim.org/
> (last accessed 2013/02/25)

写真4-7 おきなわクリニカルシミュレーションセンター外観(開設時)

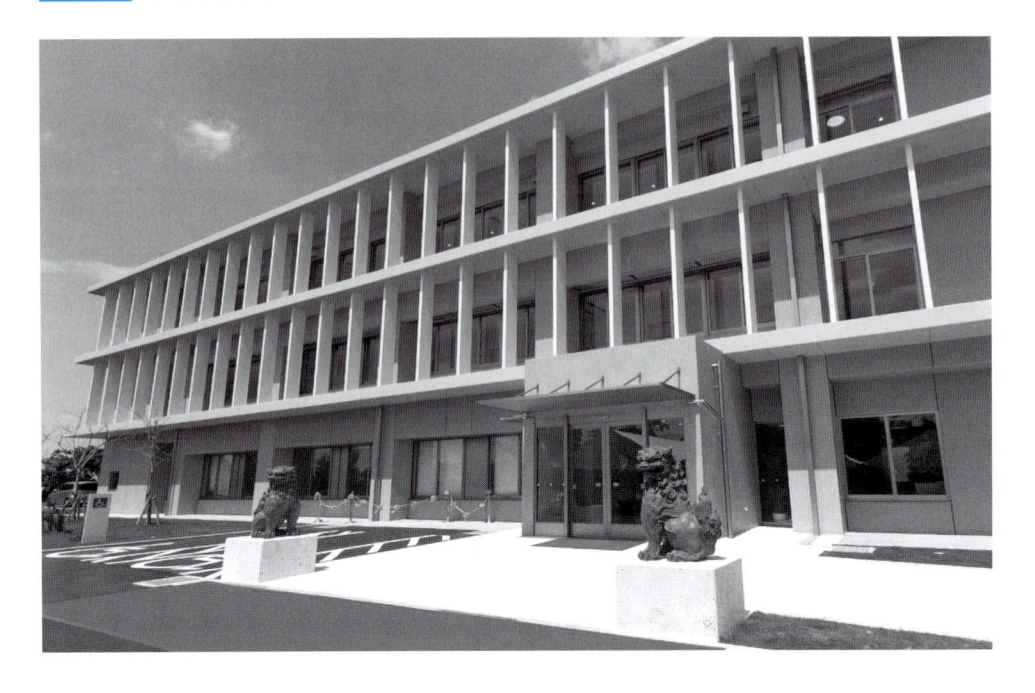

図4-1 おきなわクリニカルシミュレーションセンターの運営体制

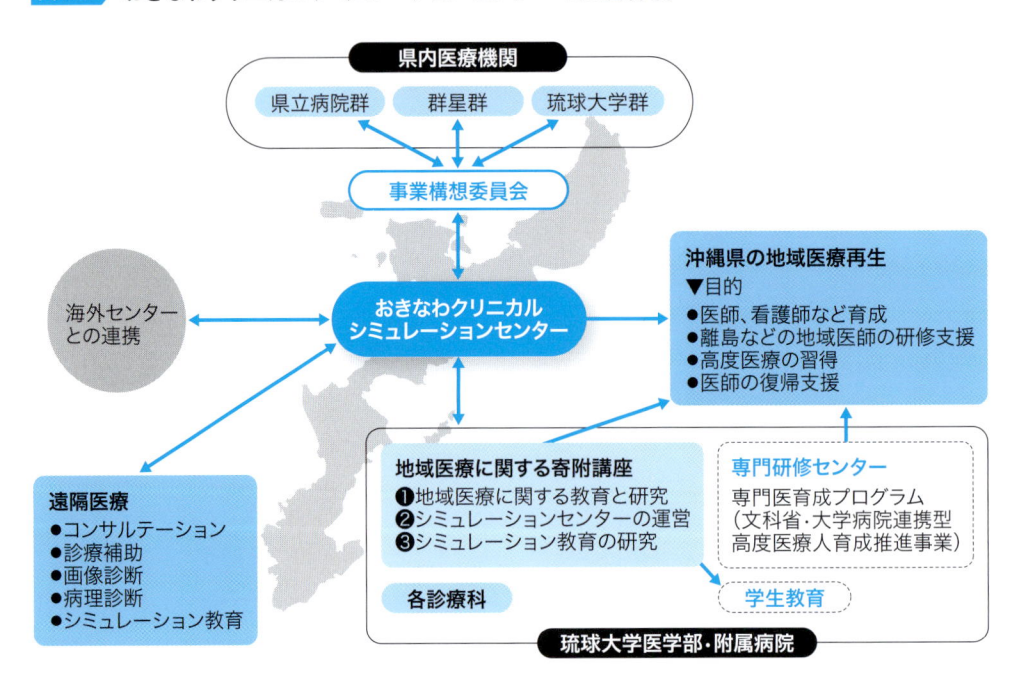

県内医療機関
- 県立病院群
- 群星群
- 琉球大学群

事業構想委員会

海外センターとの連携 ←→ おきなわクリニカルシミュレーションセンター

沖縄県の地域医療再生
▼目的
- 医師、看護師など育成
- 離島などの地域医師の研修支援
- 高度医療の習得
- 医師の復帰支援

遠隔医療
- コンサルテーション
- 診療補助
- 画像診断
- 病理診断
- シミュレーション教育

地域医療に関する寄附講座
❶ 地域医療に関する教育と研究
❷ シミュレーションセンターの運営
❸ シミュレーション教育の研究

各診療科

専門研修センター
専門医育成プログラム
(文科省・大学病院連携型高度医療人育成推進事業)

学生教育

琉球大学医学部・附属病院

ション教育／研究の拠点として著名な海外のシミュレーションセンターとも連携し、最新の教育の実践・研究をめざしている。

　利用対象となる施設、部署への広報は、ラボやセンターの開設後の利用率に大きく影響する。また、効率的な運用を行うためには、指導者と教育プログラムなどのソフト面が充実していることが必要条件となる。そこで準備期間には、各教育・医療機関への広報とシミュレーション教育の指導者育成研修を重視したほか、多数のプログラムやシナリオ開発も並行して行った。

　シミュレータを購入し、センターやラボを開設したものの、利用率が伸展しない施設も多いのではないか。日本の医療者教育において、シミュレーション教育がさらに伸展するためには、特にソフト面の充実が急務である。

2　開設後の運営方法と利用実態

　開設後の運営は、専従の教員2名、事務スタッフ3名、専従の看護師2名のスタッフらが中心的な役割を担っている。さらに、県内の主要な臨床研修指定病院の医師らで組織されているリーダースタッフが定期的に会議をもち、運営や具体的な教育企画など、県内のすべての医療者・学生のニーズに応える運営に近づけるようにサポートしている。

　開設からの利用は、月平均で1000人に上る。利用者の職種も医療福祉系学生、医師、看護師、保健師、助産師、薬剤師、介護士、救命救急士など多岐にわたり、県内のみでなく、県外・海外の利用や見学もある。また、利用者のニーズに合わせて、夕方から夜間および休日にも利用可能となっている。

3　トレーニングにおける視点とトレーニング内容

　センターでは以下の3つの学習の視点を想定し、トレーニングを企画・運営している。

1）基本的な医療技術を学ぶ。診察法や採血などの基本的な手技の訓練から、コンピュータ上のバーチャルリアリティー（仮想現実）画像を用いた専門的な手技のトレーニングまでレベルは幅広い
2）あらゆる日常の臨床の状況を再現したトレーニング

3) 救命・救急医療を学ぶ。低機能の蘇生マネキンやAEDトレーナーによるBLSコース（一次救命処置）から、生体の基本的なバイタルサインがモニタリングできる中機能シミュレータによるICLS・ACLSコース（二次救命処置）。さらに人間の生体反応を再現できる高機能シミュレータによる、単一職種および多職種による救急、災害などのチーム連携トレーニング

表4-4　センターで実施しているトレーニング（主に看護師を対象にしたトレーニングを抜粋）

タスク・トレーニング

- 看護師新採用者オリエンテーション
- 救急気道確保
- 移動・移送トレーニング
- 検温シミュレーション
- 食事援助・口腔ケア
- 採血シミュレーショントレーニング
- 点滴ライン手技トレーニング
- スキンケア
- シーツ交換
- 小児採血
- 筋注
- 経管栄養演習
- エンゼルケア
- 心臓カテーテルトレーニング
- 気管内吸引研修
- 心電図モニター実習
- 心電図の見方
- 心音聴診シミュレーショントレーニング
- 心音聴診法
- 呼吸音聴取
- 肺音アセスメント
- 人工呼吸器トレーニング
- 心カテ・心エコーのトレーニング
- 酸素療法
- 超音波検査装置の操作
- 尿道カテーテル
- 気管支鏡・気道管理トレーニング
- NGチューブ
- 胸腔ドレーン
- ME機器演習
- 手術部実習（手洗い）
- 院内感染対策研修
- 静脈注射中間プログラム
- 内視鏡トレーニング
- LAP Mentor（腹腔鏡下手術手技）トレーニング
- 上部消化管トレーニング
- 大腸癌内視鏡手術
- 心カテ/ペースメーカ勉強会
- 植込型補助人工心臓に関する講演会

シチュエーション・ベースド・トレーニング

- 急変時のシミュレーション
- 心不全シミュレーション
- アナフィラキシーショックのシミュレーション
- シミュレーションで学ぶ国家試験
- 多重課題切迫シミュレーション
- PBL
- 検温トレーニング
- フィジカルイグザミネーション
- 夜間巡視トレーニング
- NIGHT ON CALL（模擬夜勤）
- 感染対策シミュレーション
- 緩和ケアシミュレーション
- 熱傷シミュレーション
- 里帰りトレーニング
- 看護師復職トレーニング
- がんピアサポーター　フォローアップ研修会

アルゴリズム・ベースド・トレーニング

- AHA BLS プロバイダーコース
- 救急看護
- 新おきなわICLSコース
- 小児救急初療T&A（Triage and Action）沖縄コース
- 赤十字救急法講習会
- 糖尿病サマーキャンプ・心肺蘇生講習会
- 産科救急時の観察と看護
- JATEC沖縄コース

その他

- プリセプター対象シミュレーションによる指導
- シミュレーション教育指導者育成①「目からうろこ」
- シミュレーション教育指導者育成②「指導とプログラム作成」
- シミュレーション教育指導者育成③「デブリーフィング」
- シミュレーション指導者養成コースFunSim-J（Fundamentals Simulation for Japanese）
- シミュレーション指導者養成コースiSIM-J（Improving Simulation Instructional Methods）
- 高校生対象　医療者体験ツアー
- 小学生対象　KID'S SIM

具体的なトレーニング内容については、表4-4に示した。

4 センター内の設備

センターは、総面積 2250 m^2、3 階建てである。図4-2〜4-4（本章末）に各フロアの特徴を示した。

◉設備上の工夫

センター全体で以下の設備上の工夫を行った。新たにラボやセンターを建設される際に参考にされたい。

- 図4-2〜4-4に示した各階のストレージ（物品庫）と壁収納、各トレーニングルームに併設しているコントロールルームが主な収納スペースとなる。トレーニング可能な部屋の面積の30%は収納スペースを確保した。また、シミュレータは湿気に弱いために収納場所は湿度のコントロールができるようにエアコンを設けた
- シミュレータやモデルを専用の収納ケースで保管する場合には、収納ケースを開けなくても中のシミュレータがわかるよう、ケースの外側にシミュレータの写真を貼っている
- 設営が行いやすいよう、いすやテーブルはすべてキャスター付きとした。いすは重ねて動かせるタイプのものを選んだ
- 廊下やエレベータの内部には、ベッドや物品移動時に傷がつかないよう、養生を施した
- 階段には手すりをつけて、リハビリや歩行介助などの練習ができるようにした
- トレーニング中にネット上での検索が可能となるよう、全館でインターネットにアクセスが可能
- エントランスは二重扉となっており、暗証場号を使用して入館する仕組み。さらに2階のトレーニングルームの一部もカード認証により入室可能となる部屋を設けるなどセキュリティに配慮した
- エコ対策として、太陽光パネルを屋上に備え付け、自家発電を使用。電球はLEDとし、人感センサー、明暗センサーを使用して無駄な電気の使用を抑えた

図4-2　1階のマップ

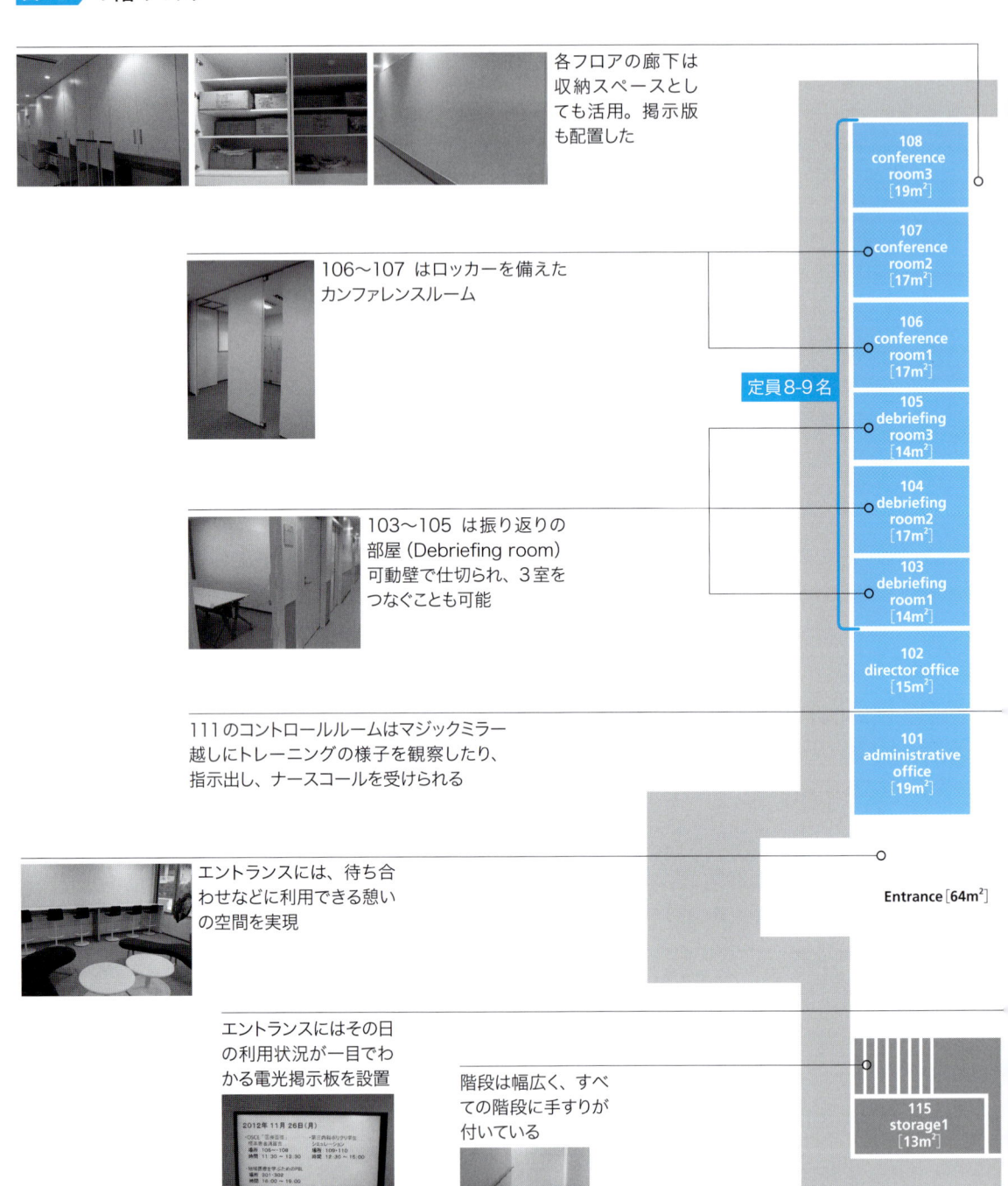

各フロアの廊下は収納スペースとしても活用。掲示版も配置した

106～107 はロッカーを備えたカンファレンスルーム

103～105 は振り返りの部屋（Debriefing room）可動壁で仕切られ、3室をつなぐことも可能

111のコントロールルームはマジックミラー越しにトレーニングの様子を観察したり、指示出し、ナースコールを受けられる

エントランスには、待ち合わせなどに利用できる憩いの空間を実現

エントランスにはその日の利用状況が一目でわかる電光掲示板を設置

階段は幅広く、すべての階段に手すりが付いている

1階のERから2階の病室まで搬送することも可能。医療機関で使用のエレベータと同サイズ

108 conference room3 [19m^2]
107 conference room2 [17m^2]
106 conference room1 [17m^2]
定員8-9名
105 debriefing room3 [14m^2]
104 debriefing room2 [17m^2]
103 debriefing room1 [14m^2]
102 director office [15m^2]
101 administrative office [19m^2]
Entrance [64m^2]
115 storage1 [13m^2]

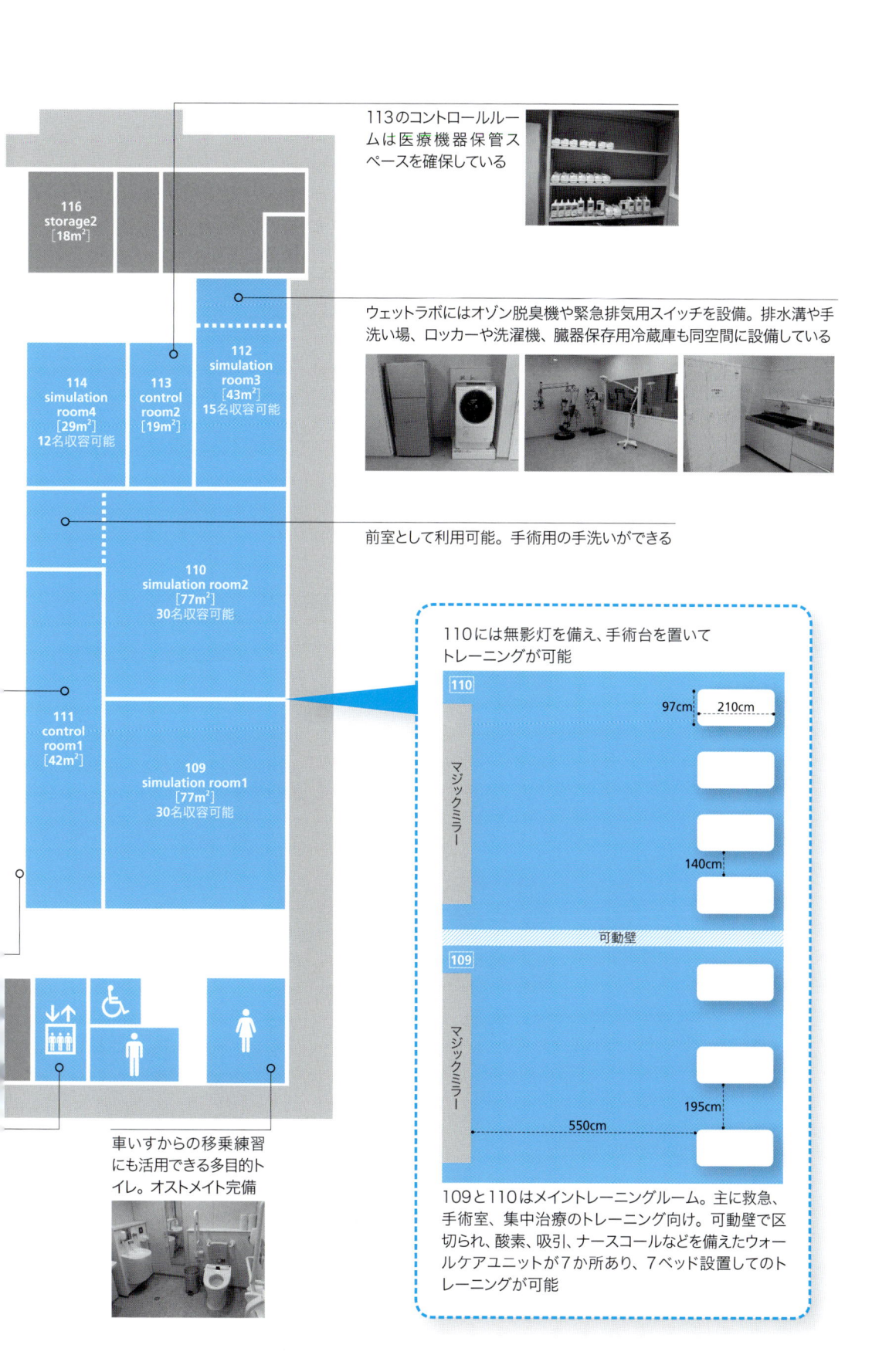

113のコントロールルームは医療機器保管スペースを確保している

ウェットラボにはオゾン脱臭機や緊急排気用スイッチを設備。排水溝や手洗い場、ロッカーや洗濯機、臓器保存用冷蔵庫も同空間に設備している

前室として利用可能。手術用の手洗いができる

110には無影灯を備え、手術台を置いてトレーニングが可能

109と110はメイントレーニングルーム。主に救急、手術室、集中治療のトレーニング向け。可動壁で区切られ、酸素、吸引、ナースコールなどを備えたウォールケアユニットが7か所あり、7ベッド設置してのトレーニングが可能

車いすからの移乗練習にも活用できる多目的トイレ。オストメイト完備

116 storage2 [18m²]
114 simulation room4 [29m²] 12名収容可能
113 control room2 [19m²]
112 simulation room3 [43m²] 15名収容可能
110 simulation room2 [77m²] 30名収容可能
111 control room1 [42m²]
109 simulation room1 [77m²] 30名収容可能

110 — 97cm / 210cm / 140cm / マジックミラー
可動壁
109 — マジックミラー / 550cm / 195cm

第4章 学習環境の整備——必要となるリソース

135

図4-3 ▶ 2階のマップ

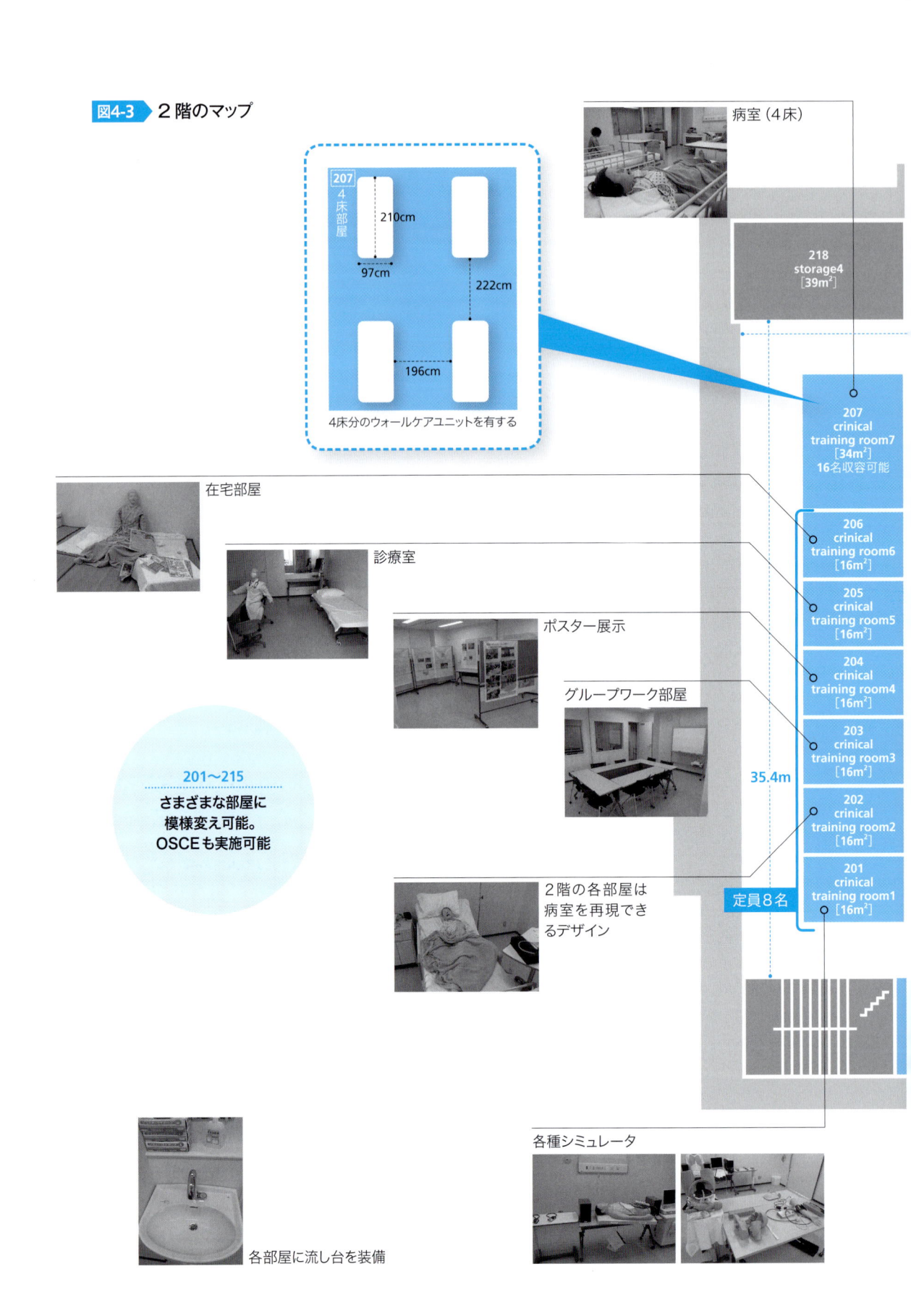

207 4床部屋
- 210cm
- 97cm
- 222cm
- 196cm

4床分のウォールケアユニットを有する

病室（4床）

218 storage4 [39m²]

207 crinical training room7 [34m²] 16名収容可能

206 crinical training room6 [16m²]

205 crinical training room5 [16m²]

204 crinical training room4 [16m²]

203 crinical training room3 [16m²]

35.4m

202 crinical training room2 [16m²]

201 crinical training room1 [16m²]

定員8名

在宅部屋

診療室

ポスター展示

グループワーク部屋

201〜215
さまざまな部屋に模様変え可能。
OSCEも実施可能

2階の各部屋は病室を再現できるデザイン

各種シミュレータ

各部屋に流し台を装備

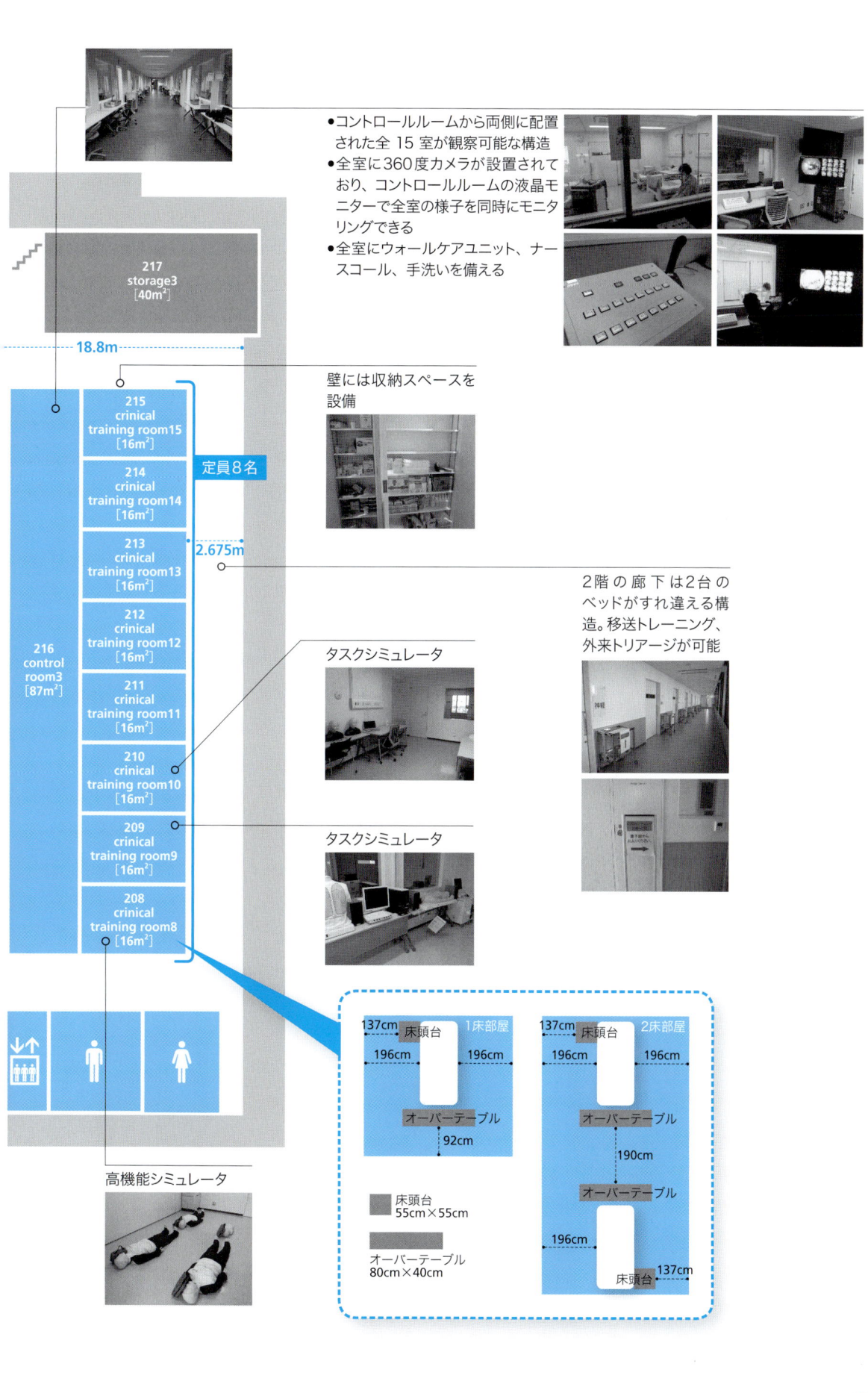

- コントロールルームから両側に配置された全15室が観察可能な構造
- 全室に360度カメラが設置されており、コントロールルームの液晶モニターで全室の様子を同時にモニタリングできる
- 全室にウォールケアユニット、ナースコール、手洗いを備える

217 storage3 [40m²]

18.8m

215 crinical training room15 [16m²]
214 crinical training room14 [16m²]
213 crinical training room13 [16m²]
212 crinical training room12 [16m²]
211 crinical training room11 [16m²]
210 crinical training room10 [16m²]
209 crinical training room9 [16m²]
208 crinical training room8 [16m²]

216 control room3 [87m²]

定員8名

2.675m

壁には収納スペースを設備

タスクシミュレータ

タスクシミュレータ

2階の廊下は2台のベッドがすれ違える構造。移送トレーニング、外来トリアージが可能

高機能シミュレータ

137cm 床頭台 1床部屋
196cm 196cm
オーバーテーブル
92cm

床頭台 55cm×55cm
オーバーテーブル 80cm×40cm

137cm 床頭台 2床部屋
196cm 196cm
オーバーテーブル
190cm
オーバーテーブル
196cm
床頭台 137cm

第4章 学習環境の整備——必要となるリソース

図4-4 ３階のマップ

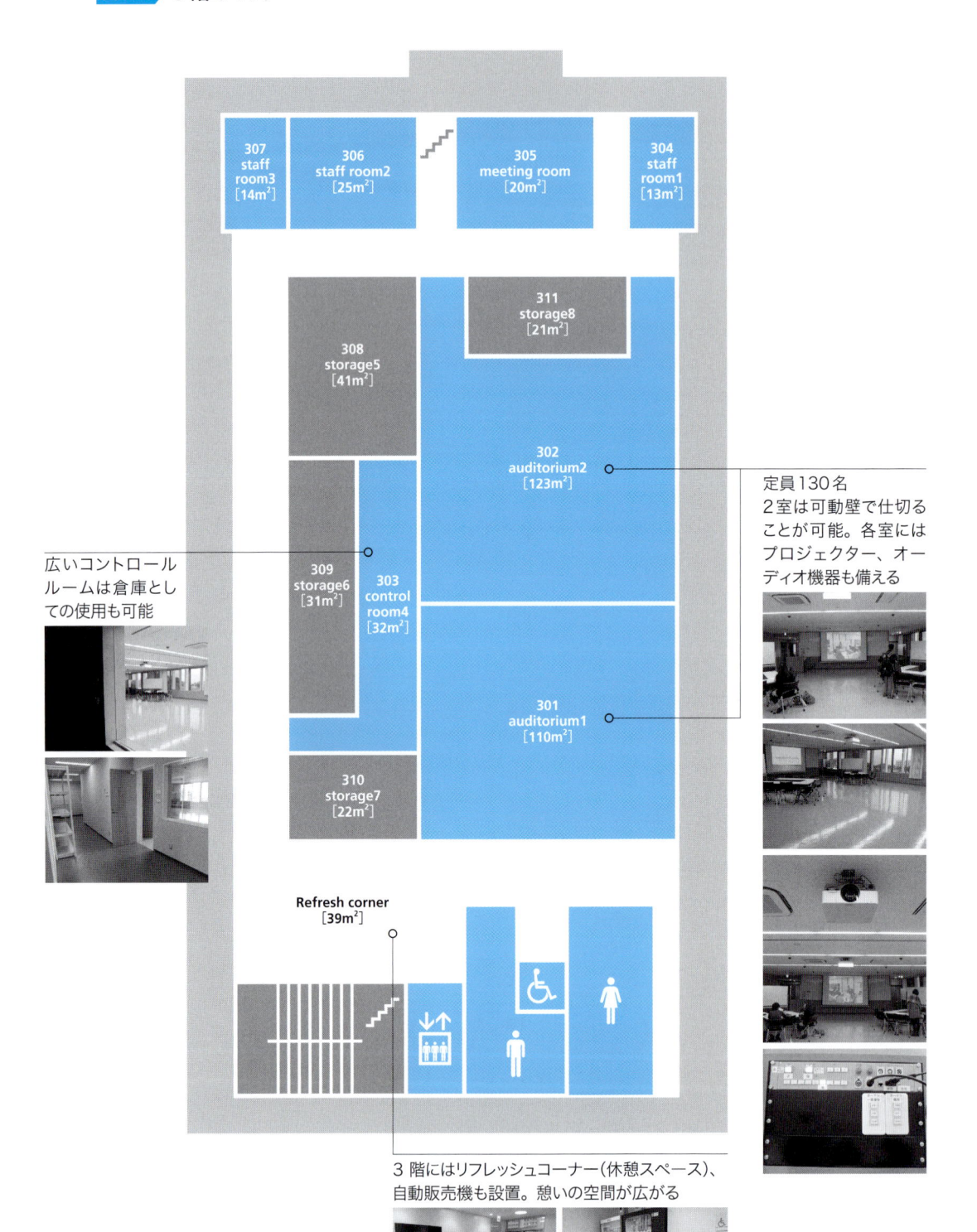

部屋番号	名称	面積
307	staff room3	14m²
306	staff room2	25m²
305	meeting room	20m²
304	staff room1	13m²
311	storage8	21m²
308	storage5	41m²
302	auditorium2	123m²
309	storage6	31m²
303	control room4	32m²
301	auditorium1	110m²
310	storage7	22m²
—	Refresh corner	39m²

広いコントロールルームは倉庫としての使用も可能

定員130名
２室は可動壁で仕切ることが可能。各室にはプロジェクター、オーディオ機器も備える

３階にはリフレッシュコーナー（休憩スペース）、自動販売機も設置。憩いの空間が広がる

引用・参考文献

1) 財団法人ライフ・プランニング・センター（2004）．年報 Annual Report of The Life Planning Center 平成 16 年度事業報告書，33-36．
2) Barrows, H. S. (1968). Simulated Patient in medical teaching, *Canadian Medical Association Journal*, 98(14), 674-676.
3) 井上京子，山田香，南雲美代子，他（2012）．教育実践報告　当大学看護学科における模擬患者参加型授業の実際．山形県立保健医療大学紀要，15，33-43．
4) 篠崎惠美子，渡邉順子，坂田五月，他（2010）．模擬患者による解釈モデルの説明が学生の看護アセスメントの認識に及ぼす影響．日本看護学教育学会誌，20(1)，49-61．
5) 谷優美子，北嶋真由美，今川孝枝（2010）．看護学生が術後の早期離床促進中に急変した模擬患者に対応する体験からの気づき——成人看護学（周手術期）における学内演習にシミュレーション教育を導入して．日本看護学会論文集　成人看護Ⅰ，41，107-110．
6) 兒玉尚子，納富史恵，藤丸千尋（2009）．小児看護学における模擬患者を活用したコミュニケーション技術演習の検討．日本小児看護学会誌，18(1)，79-84．
7) 阿部幸恵（2013）．特集　院内シミュレーション教育最前線．看護展望，38(2)，4-14，138-146．

第5章

シナリオ集

本章では第3章で作成方法を解説したシナリオの具体例を8例紹介する。新人から経験年数の少ない看護師を対象にしたシナリオを掲載した。実際の教育現場で必要となる教材は、学習者のレディネスに応じた学習目標や施設状況に応じて異なる。言い換えれば、指導者の創意工夫によって、無限にシナリオは存在するはずである。そこで、本書に掲載のシナリオをそのまま使用するだけでなく、場面を変えたり、課題を増やすなど、ぜひ応用して活用してほしい。

5.1 シナリオ活用にあたっての留意点

　本章では看護基礎教育、臨床看護教育、双方で活用できる8つのシナリオを紹介している（表5-1）。

　第3章で解説した下記の6つのシートを使いながら、実際の教育現場で活用可能な教材を提示した。

- シナリオデザインシート
- 物品シート
- 設営シート
- ファシリテータの役割分担シート
- デブリーフィングガイドシート
- シミュレーションアウトラインシート

　実際の教育現場で必要となる教材は、臨床現場や学習者自身が抱えている課題によって異なってくるはずだ。本章で掲載のシナリオをそのまま実施するだけではなく、学習者のレディネスに応じて、学習目標を増減したり、難易度を変えるなどの工夫・応用をすることで、別の学習対象者に実施することも可能になる。

　ぜひ、各施設、各指導者オリジナルのシナリオを作成してほしい。

表5-1　シナリオのテーマと対象

	テーマ	対象者
1	血圧測定──両上肢切断の患者	卒業前の学生/新人看護師（入職月）
2	点滴投与患者の移送	卒業前の学生/新人看護師（入職月）
3	ショックの認知と対応	新人看護師（入職月）
4	急性呼吸不全患者への対応──喘息発作のケース	新人看護師（入職月）
5	坐薬挿入後の排泄介助	1年目看護師（3か月時）
6	検温トレーニング──優先順位の判断	1年目看護師（3か月時）
7	心窩部痛を訴える患者への対応──狭心症発作のケース	3年目看護師
8	クモ膜下出血患者への対応	5年目看護師

シナリオデザインシート 1

血圧測定
両上肢切断の患者

POINT
- 卒業前の学生から入職直後の新人看護師が対象
- 患者状態に応じたバイタルサインの測定とアセスメントを実施する
- 本事例では両上肢を切断した患者の設定

❶テーマ	両上肢を切断した患者の血圧測定	❷学習者・人数	卒業前の学生／新人看護師（入職月）・6人
❸場面設定	混合病棟／日勤帯	❹シミュレーション時間	5分間／回
❺ブリーフィング時間	10分間	❻デブリーフィング場所・時間	多目的ルーム・10分間／回
❼学習目標	①患者状態に応じたバイタルサインの測定ができる ②測定した値から患者状態をアセスメントできる		

❽患者情報

氏名：木下裕子
年齢：84歳　**性別**：女性
身長：154 cm　**体重**：52 kg
キーパーソン（主介護者）：夫
連絡先：木下たかし（夫）　TEL○○○-○○○-○○○○
アレルギー歴：なし
既往歴：37歳時、交通事故
診断：肺炎
現病歴：数日前より熱発、咳嗽。本日、外来受診し、肺炎と診断され入院加療となる

❾シミュレーションの課題設定

あなたは混合病棟の看護師で、本日入院となった木下さんの受け持ちです。先ほど病棟に到着したばかりで、いまから訪室し、入院時のバイタルサイン測定を実施してください。
シミュレーションの実施時間は5分間です。

❿事前学習（シミュレーションを行うために必要とされる知識・技術・態度）

知識
- バイタルサインとは
- 血圧測定の留意点、禁忌
- 基準値、異常値

技術・態度
- バイタルサイン測定の手技

物品シート

血圧計	1個	Spo₂モニター	1個
マンシェット各種 （成人用・大腿用・小児用・新生児用など）	各1個	体温計	1個
		ワゴン	1個
ベッド（シミュレータ用）	1個	ホワイトボード	1個
ベッドまたはストレッチャー（模擬患者用）	1個	いす（学習者・インストラクター分）	7～10個
オーバーテーブル	1個	タイマー	1個
聴診器	1個		

準備する検査データ

- □ レントゲン
- □ CT
- □ 血液データ
- □ 心電図データ
- □ その他
  （　　　　　　　　　　　　）

＊本シナリオでは準備する検査データはない

必要なシミュレータと準備

● 両腕が脱着できる、または両腕がないシミュレータ（バイタルを再現できるシミュレータでなくてもよい。学習者が下肢で測定を行う選択をした場合は模擬患者に切り替えればよい）

シミュレータへの準備
シミュレータの両上肢を取るか、衣服やタオルなどで覆って隠すなど、両上肢切断をイメージできるように準備する

設営シート

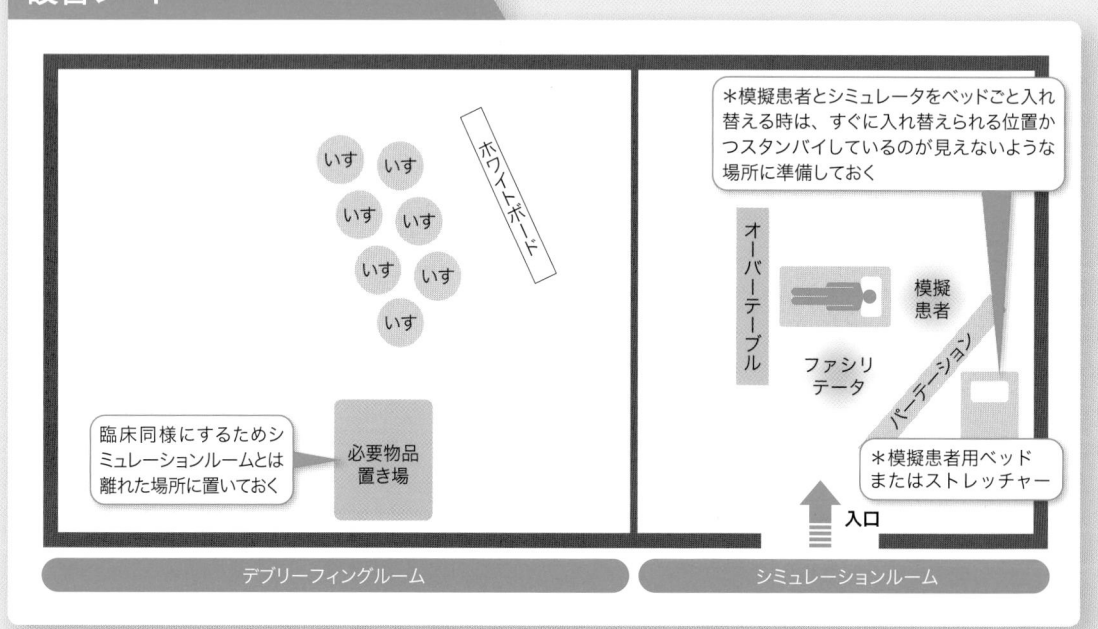

デブリーフィングルーム
- ホワイトボード
- いす × 7
- 必要物品置き場
- 臨床同様にするためシミュレーションルームとは離れた場所に置いておく

シミュレーションルーム
- オーバーテーブル
- 模擬患者
- ファシリテータ
- パーテーション
- 入口
- ＊模擬患者とシミュレータをベッドごと入れ替える時は、すぐに入れ替えられる位置かつスタンバイしているのが見えないような場所に準備しておく
- ＊模擬患者用ベッドまたはストレッチャー

ファシリテータの役割分担シート

役割	指導者名・人数
ファシリテータ	1名
デブリーファ	1名（ファシリテータが兼ねてもよい）
タイムキーパー	1名
☑ 模擬患者	1名（声役）
☑ シミュレータオペレータ	1～2名（シミュレータを移動させる設定にする場合に必要）
□ 評価・観察者	
□ 撮影者	
□ 応援看護師1（　　　　）	
□ 応援看護師2（　　　　）	
□ 医師	
□ 家族	
□ 薬剤師	
□ 検査技師	
□ その他コメディカル	
□ その他	

デブリーフィングガイドシート

学習目標	デブリーフィングポイント
1 患者状態に応じたバイタルサインの測定ができる	・患者さんへの説明はどのように行いましたか ・この患者さんの場合、バイタルサインはなぜ測定するのですか ・測定する前に予測したことはありますか ・どのような順番で測定しましたか ・体温、脈拍数、呼吸数の測定はどのような方法で行いましたか。その理由はなぜですか ・この方はどのような患者さんでしたか ・バイタルサイン以外に観察したことは何でしたか（顔色、体熱感、声の調子、咳の状態など） ・どのように血圧測定を実施しましたか。それはなぜですか ・どの部位で測定するのが、もっとも適切だと思いますか。 ・血圧は身体のどの部位で測れるのでしょうか ・測定部位によって、マンシェットのサイズを、どのように選択するのがよいですか ・測定部位によって、どの位置にマンシェットを巻くのが適切ですか ・この患者さんの場合、どのように血圧測定を実施しますか（患者の体位、看護師の位置、血圧計の位置、測定方法など） ・上肢と下肢で、血圧の測定値に違いはあるでしょうか
2 測定した値から患者状態をアセスメントできる	・測定した値や、値以外に観察した事柄をどのようにアセスメントしますか ＊デブリーフィングポイントは、1回のデブリーフィングですべて取り上げて行わなくてよい。焦点を絞り、段階的に内容を深め、研修や授業の終わりに目標が達成できるように進める

シミュレーションアウトラインシート

時間経過	患者状況	学習目標に準じた学習者に期待する動き
5分	・ベッドに臥床している（シミュレータ） ・学習者からバイタルサインを測定することの説明があったら、「よろしくお願いします」と言う ・両上肢を切断した設定。学習者に聞かれたら「昔、交通事故で両腕を切断したんです」と答える ・学習者が模擬患者に、いつもどの部位で測定しているのか聞いた場合、模擬患者は「え〜っと、どうしてたっけなぁ」とあいまいな答えのみとする ・血圧：模擬患者の実際の値、脈拍92回/分（整）、呼吸数18回/分、Spo₂ 96％、体温38.2度 ・体熱感あり、汗をかいている、弱々しい声、咳がはげしい、痰がからむ、喘鳴あり ＊患者の声は模擬患者が行う	・バイタルサインを測定することを説明する ・測定のための環境を整える ・体温、脈拍数（左右）、血圧（下肢で測定。触診、聴診も行う）、呼吸、Spo₂を測定する ・測定した値を記録する

シミュレーションセッション実施中のファシリテータのかかわり・留意点	備考

- シミュレーションに入る前に、持参する物品を一緒に確認し、訪室させる
- 血圧以外の値はファシリテータが口頭で告げる

【学習者にバイタルサインなどの設定値を伝えるタイミング】
- 体温：体温計を腋窩に挿入して、しばらくしたら告げる
- SpO_2：パルスオキシメータを装着したら告げる
- 呼吸数：呼吸数の測定開始後10秒くらい経過したら告げる
- 血圧測定は一連の技術を行わせる

- 触診のみまたは聴診のみでシミュレーションを終了しても、そのまま見守り、デブリーフィングで、なぜそうしたのか理由や考えを引き出し、討論する
- 学習者が下肢で測定すると判断した場合は、シミュレータに代わり模擬患者の下肢で測定するように学習者にその場で伝える。シミュレータの横に模擬患者が臥床するスペースをつくり、そこに臥床させるか、シミュレータ用ベッドの横に模擬患者用ベッドかストレッチャーを準備する。その場合は、下肢で測定すると判断する時点までは模擬患者用のベッドを隠しておき、測定すると判断した時点で登場させる
- 下肢で測定すると判断せず、ほかの方法を取るか、「測れない」と言い出してもその場では介入せず、デブリーフィングで振り返る
- 学習者が、かけ布団をめくり、上肢がないことに気づいてとまどっていたら「何に困っていますか」「上肢以外に血圧を測れる部位はありますか」などと声をかける
- 5分経過していなくても、バイタルサイン測定が終了したとき、あるいは学習者がとまどってしまい、少し助けを出してもシミュレーションが進まない状況に陥ったときは、シミュレーションを終了する

シナリオデザインシート 2
点滴投与患者の移送

POINT
- 卒業前の学生から入職直後の新人看護師が対象
- 患者状態に応じた移送を考える
- 本事例では倦怠感が強く、点滴投与中の患者の設定

①テーマ	点滴投与患者の移送
②学習者・人数	卒業前の学生／新人看護師（入職月）・4名
③場面設定	内科病棟／日勤帯
④シミュレーション時間	5分間／回
⑤ブリーフィング時間	10分間
⑥デブリーフィング場所・時間	カンファレンスルーム・10分間／回
⑦学習目標	①移送前の患者の状態をアセスメントできる ②安全を考慮した移送ができる

⑧患者情報

氏名：山本ひろし
年齢：63歳　性別：男性
身長：162cm　体重：51kg
キーパーソン（主介護者）：妻
連絡先：山本豊子（妻）　TEL○○○-○○○-○○○○
アレルギー歴：なし
既往歴：なし
診断：肝硬変
現病歴：肝硬変に対する加療目的にて入院中。貧血傾向にあり、ふらつきがあるため、一部介助が必要

⑨シミュレーションの課題設定

あなたは内科病棟に勤務する看護師です。本日は日勤で山本さんを受け持っています。たったいま、検査室から予定されている検査に呼ばれました。山本さんは現在、点滴投与中です。移送を行ってください。シミュレーションの実施時間は5分間です

⑩事前学習（シミュレーションを行うために必要とされる知識・技術・態度）

知識
- 移送時の留意点、貧血のメカニズムと症状

技術・態度
- 車いす、ベッド、ストレッチャーでの移送
- 移送時に必要な患者とのコミュニケーション

物品シート

ベッド	1個	ホワイトボード	1個
車いす	1個	いす	5〜10個
ストレッチャー	1個	タイマー	1個
点滴棒	1個	ひざかけ（バスタオルで代用でもよい）	1個
移送用点滴棒	1個	（診察券や伝票など）検査の受付で必要な物品	1個
点滴ライン・輸液剤	1個	ブラシと鏡	各1個

準備する検査データ

☐ レントゲン
☐ CT
☐ 血液データ
☐ 心電図データ
☐ その他
 （　　　　　　　　　　　　　　　　　）

＊本シナリオでは準備する検査データはない

必要なシミュレータと準備

模擬患者で実施

模擬患者への準備
模擬患者に点滴を付けておく

設営シート

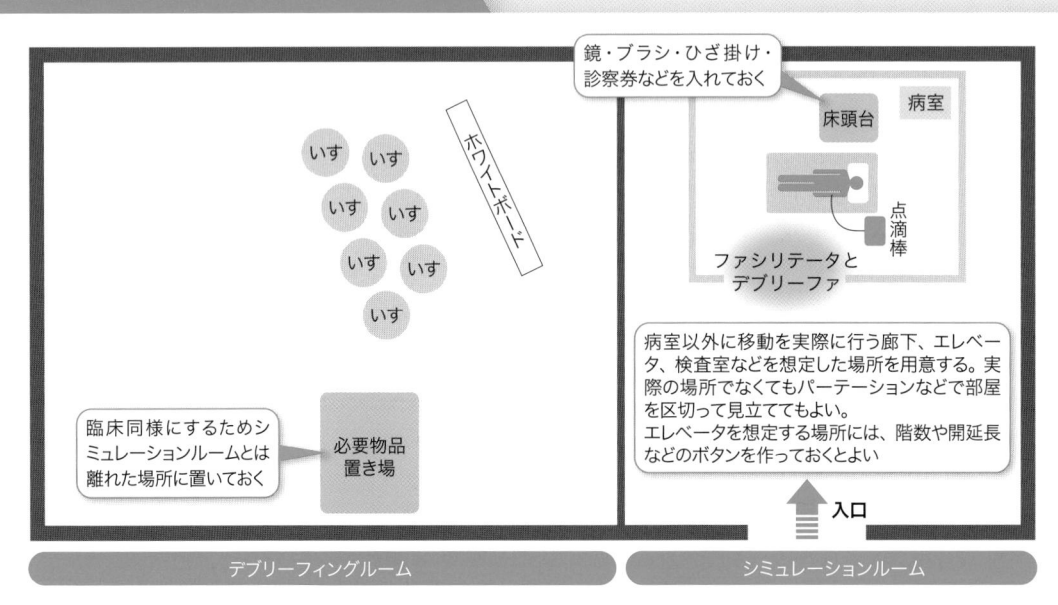

鏡・ブラシ・ひざ掛け・診察券などを入れておく

病室
床頭台
点滴棒

ファシリテータとデブリーファ

いす いす いす いす いす いす いす

ホワイトボード

臨床同様にするためシミュレーションルームとは離れた場所に置いておく

必要物品置き場

病室以外に移動を実際に行う廊下、エレベータ、検査室などを想定した場所を用意する。実際の場所でなくてもパーテーションなどで部屋を区切って見立ててもよい。
エレベータを想定する場所には、階数や開延長などのボタンを作っておくとよい

入口

デブリーフィングルーム　　　シミュレーションルーム

ファシリテータの役割分担シート

役割	指導者名・人数
ファシリテータ	1名
デブリーファ	1名　*ファシリテータが兼ねてもよい
タイムキーパー	1名
☑模擬患者	1名
□シミュレータオペレータ	
□評価・観察者	
□撮影者	
□応援看護師1（　　　　）	
□応援看護師2（　　　　）	
□医師	
□家族	
□薬剤師	
□検査技師	
□その他コメディカル	
□その他	

デブリーフィングガイドシート

学習目標	デブリーフィングポイント
1 移送前の患者の状態をアセスメントできる	・どのような状態の患者さんでしたか。何を観察しましたか、さらにもっと観察しておいたほうがよい点はありますか ・貧血とはどのような病態ですか。バイタルサインのどの部分に変化が生じるのでしょうか ・観察した事柄から患者さんの状態をどのようにアセスメントし、検査に行く移送手段を決めましたか。行った手段以外にどのような移送手段が考えられるでしょう ・検査に向かうことをどのように患者さんに説明しましたか。説明は十分でしたか
2 安全を考慮した移送ができる	・どのような物品を準備して訪室しましたか ・選択した移送方法は適切でしたか。もっとよい方法は考えられますか ・（移送手段を歩行以外にした場合）選択した移送手段を実施するための準備、安全性の確認はどのように行いましたか ・歩行し始める、または移送手段に移乗するまでに患者さんの準備はどのように実施しましたか。どのような準備をすればよいのでしょう（点滴の管理、排泄の確認、整髪、保温、検査の受付に必要な物品の準備など） ・この患者さんの移送時に注意したことはどのようなことですか。もっと注意すべきことはありますか。車いすやストレッチャーを押すスピード、押し方、エレベータへの乗り方はどうでしたか（向き、場所、ブレーキのかけ方、入り方など）

＊デブリーフィングポイントは、1回ですべて取り上げず、段階を経て話題を展開すること
＊一連の動きができるようになったら、事前学習の内容範囲内で貧血の病態生理、病棟外での患者の状態変化時の対応、病棟を出る際のチームやリーダーへの周知などに話題を広げる

シミュレーションアウトラインシート

時間経過	患者状況	学習目標に準じた学習者に期待する動き
5分	左上肢から点滴投与中、ベッドに臥床している ● 眼瞼結膜貧血様、血圧98/62 mmHg、脈拍数98回/分（整、左右差なし、弱い）、呼吸数16回/分、呼吸音左右差なし、雑音なし。体温36.5℃、顔色やや不良、体動時息切れとふらつきあり、倦怠感あり、黄疸なし。 ● 点滴の刺入部、発赤、熱感、腫脹なし。テープの固定良好、滴下は60ml/時間で指示通り。輸液剤の残量は300ml ● 歩行での移動は自信がない。倦怠感が著明。ただし、移送の手段については、学習者の判断にしたがう	● 検査を受けるために検査室に移動することを説明する ● バイタルサインの測定と全身状態の観察 ● 点滴については、針の刺入部の観察、ラインの状態、滴下の速度、輸液剤の残量などを確認する ● 患者状態をアセスメントしたうえで移送手段を決める ● 移送の準備（点滴棒、ひざかけ、整髪、排泄の確認、検査時に必要な診察券の確認・持参など） ● 患者を安全に移送する ● 移送中の観察を行う

シミュレーションセッション実施中のファシリテータのかかわり・留意点	備考
●検査室に移送するためにベッドサイドに向かうところからシミュレーションを開始する ●患者を観察する前に移送手段（車いすなど）を病室に持参しても介入しない ●患者への説明や、状態確認を実施しなくても介入せずに、デブリーフィングで取り上げる ●学習者が選択した移送手段（徒歩、車いす、ストレッチャー、ベッドなど）についてその場では介入せず全てデブリーフィングで振り返る。また、移送の準備段階でも学習者がシミュレーションに集中しているようであれば介入しない。 ●とまどっている場合には、何に困っているのかを聞き、「患者さんに検査に行くことを説明しましょうか。状態はどうでしょう」などと思考や行動につながる言葉をかける	
●移送中も原則として見守る。万が一、学習者や模擬患者、そのほかの周囲の人に危険が生じそうな場合のみ止める ●バイタルサイン等を測定しようとした場合は、模擬患者で測定するように促し、実際に測定する寸前（マンシェットを巻いたら/30秒ほど脈拍や呼吸を観察したら）に設定の値を指導者が告げる ●学習者が点滴の確認を行うときには、観察している内容を聞き、状態を伝える ●5分経過していなくても検査室に到着した時点でシミュレーションを終了しデブリーフィングを行う	

シナリオデザインシート 3
ショックの認知と対応

POINT
- 入職したての新人看護師が対象
- 患者の異常に気づき、ABCDE評価を実施できる
- ショック症状を認識し、応援要請とSBARで報告ができる

❶テーマ	ショックの認知と対応　ABCDE評価とSBAR報告	❷学習者・人数	新人看護師（入職月）・100名
❸場面設定	内科病棟／日勤帯	❹シミュレーション時間	5分間／回
❺ブリーフィング時間	10分間	❻デブリーフィング場所・時間	大講堂・10分間／回

❼学習目標
①患者の異常に気づくことができる
②ABCDE評価が実施できる
③ショック症状を認識し、応援要請ができる
④SBARを用いて簡潔に報告ができる

❽患者情報

氏名：山田太郎（ヤマダ　タロウ）
年齢：80歳　性別：男
身長：176 cm　体重：68 kg
キーパーソン（主介護者）：妻
連絡先：山田花子（妻）　TEL○○○-○○○-○○○○
アレルギー歴：なし
既往歴：脳梗塞　寝たきりで発語できない
診断：誤嚥性肺炎
現病歴：介護保険施設に入所中。食事中に誤嚥し、呼吸状態の悪化と発熱を認めたため、昨晩緊急入院となった。
本日朝9時：体温38.9度、脈拍100/分、呼吸回数32回/分、Spo$_2$ 98%（酸素 2L経鼻カニューラで投与中）、血圧120/56 mmHg

❾シミュレーションの課題設定

本日、あなたは山田さんの受け持ちです。午前9時15分に解熱を図るため、坐薬を挿入しました。現在、9時45分です。ワゴンを持参して山田さんの検温に向かってください。ワゴンには体温計、血圧計、聴診器、Spo$_2$モニター、検温板が載っています。シミュレーションの実施時間は5分間です

❿事前学習（シミュレーションを行うために必要とされる知識・技術・態度）

知識
- ショックの5徴候
- ABCDEアプローチによる観察（プライマリ・サーベイ）
- SBARについて

技術・態度
- ABCDEの観察方法（五感を使ったフィジカルアセスメント）
  ①呼びかけて反応（D）と顔色、発声の有無（A）を評価
  ②息遣い（B）で呼吸状態を評価
  ③脈に触れ、皮膚の状態と合わせて循環（C）と体温（E）の評価

物品シート

血圧計	10個	ベッド	10個
聴診器	10個	床頭台	10個
体温計	10個	検温版	10個
Spo₂モニター	10個	ホワイトボード	11個
ワゴン	10個	いす	100〜120個
酸素流量計	10個	タイマー	11個
経鼻カニューラ	10個	ストレッチャー（シミュレータ用）	1〜2台

準備する検査データ
☐ レントゲン
☐ CT
☐ 血液データ
☐ 心電図データ
☐ その他
　（　　　　　　　　　　　　　）
＊本シナリオでは準備する検査データはない

必要なシミュレータと準備
● シナリオのバイタルが設定できるシミュレータ1〜2台

シミュレータへの準備
シナリオで設定されたバイタルサインをシミュレータに設定しておく

設営シート

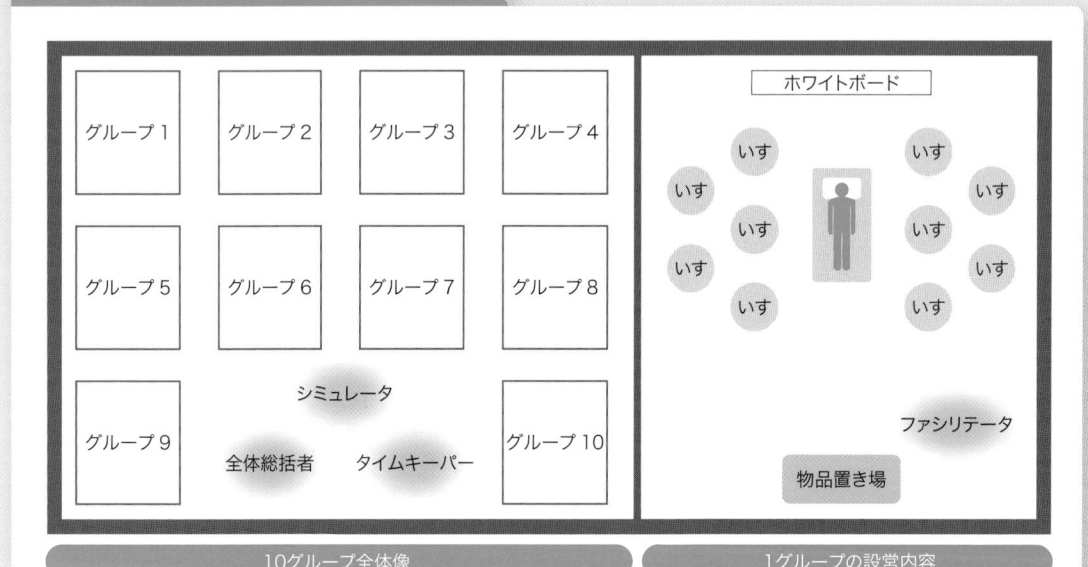

10グループ全体像

グループ1　グループ2　グループ3　グループ4
グループ5　グループ6　グループ7　グループ8
グループ9　　シミュレータ　　　　グループ10
　　　　全体総括者　タイムキーパー

1グループの設営内容

ホワイトボード
いす（周囲8脚）／中央にベッド
ファシリテータ
物品置き場

- 10人グループを10グループつくる
- 中央にシミュレータを置いたベッド1台を設置。シミュレータを2台準備できる場合は、デブリーフィングの際、学習者を2つに分けてシミュレータに触れさせることができる
- 周囲に10のベッドを置き各グループそれぞれのベッドの周囲で座る

ファシリテータの役割分担シート

役割	指導者名・人数
ファシリテータ	全体総括者1名、各グループ1名
デブリーファ	全体総括者1名
タイムキーパー	1名
☑模擬患者	各グループの学習者で交代で行う
☐シミュレータオペレータ	
☐評価・観察者	
☐撮影者	
☑応援看護師1（患者観察役）	1名
☑応援看護師2（報告を受ける役）	1名
☐医師	
☐家族	
☐薬剤師	
☐検査技師	
☐その他コメディカル	
☐その他	

デブリーフィングガイドシート

学習目標	デブリーフィングポイント
1 患者の異常に気づくことができる	・訪室したときの患者さんはどのような状態でしたか？　第一印象を思い出してみましょう ・普段と異なった点はありましたか？ ・再度行うとしたら、病室に入って患者さんの様子をどのように捉えるとよいでしょう
2 ABCDE評価が実施できる	・部屋に入り、何を観察しましたか ・観察したことは「ABCDE」のどれにあてはまるのか整理してみましょう ・再度、行うとしたら、どのような順番で何を観察するのか全員で話し合い、整理してみましょう ・応援要請は、どのようにしましたか、再度行うとしたらどのように行いますか？ ＊ショック症状の認知については、患者の状態（実際に観察した事柄）と、ショックの5徴候（既存の知識）をデブリーフィングで結びつける ＊ショックの5徴候やABCDE評価の事前資料を読み返しながら、シミュレーションで行われたことを振り返り、学習者らが、不足していたと思うこと、次に行うときの改善点などを学習するようにかかわる ＊ショックの5徴候について、丸暗記ではなく、ショックとはどのよな病態生理か、なぜ呼吸が促迫になったり、末梢冷感や湿潤が出現するのか、といった根本的な知識を学習できるようにかかわる ＊ABCDE評価がまったくできなくてもそれを否定するような評価は行わない。たとえば応援が来るまで、そばで患者の手を握っている、声をかけるような行為も、看護行為であるので、評価する。学習者が無意識に患者を思いやる気持ちを見落とさない一方で、専門職者として医療的な知識に基づく思考と行動を考えられるように導く
3 ショック症状を認識し、応援要請ができる	・応援要請は行いましたか。患者さんの状態は応援が必要でしたか。その理由はなぜでしょうか ・どのような応援要請が適切でしょうか。それはどうしてですか ・次回はどのように行えばよいか、検討してみましょう
4 SBARを用いて簡潔に報告できる	・応援スタッフに行った報告をもう一度復唱してください。何を一番に伝えたかったですか？ ・SBARに当てはめて報告をしてみましょう ＊ホワイトボードや紙などにSBARに沿って報告内容を書き出すなど、思考を整理して次回につなげていく

シミュレーションアウトラインシート

時間経過	患者状況	学習目標に準じた学習者に期待する動き
3分	・閉眼し、顔面蒼白 ・呼びかけに力なく、「はい」と答える。意識レベルは清明だが、ぐったりしている感じ ・呼吸が速く浅い。呼吸数25回/分、呼吸音は左右差なし、雑音なし ・脈を触れると弱く速い。皮膚は冷たく湿っている。脈拍数100/分、左右差なし。血圧88/50 mmHg、体温37.1℃	・状態変化（急変兆候）に気づく ・ABCDE評価を行う ・ショックの5徴候確認 ・ショック症状を認知し、応援を呼ぶ
2分		・応援が到着するまでバイタルサイン測定、ABCDE再評価 ・SBARで報告を行う

シミュレーションセッション実施中のファシリテータのかかわり・留意点	備考
●顔を見れば顔面蒼白とわかるようにサインを出す（学習者が患者の顔を見て声をかけると「顔色が悪いです」と告げる、紙に書いて貼っておく、など） ●血圧はマンシェットを巻き、圧をかけたら血圧値を提示し、脈に触れたら脈拍値を提示するなど、学習者が実際に観察する動きをしたら値を提示する ●とまどって、学習者の動きが止まってしまったら、「患者さんの顔色が真っ青です。他に異常はないか観察してみましょう」などと声がけし、思考と行動を促す ●ABCDE評価で観察できなくても見守る。呼吸・循環・意識の観察ができていたかをデブリーフィングで取り上げ、次回の学習につなげる ●応援を呼ぶ方法は学習者に任せ、デブリーフィングで取り上げる。 【応援者への指示】 ●ベッドサイドを離れて応援要請を行った場合にも、ベッドサイドを離れずに要請した場合にも、学習者の報告を聞き「すぐに行くので、状態を観察していてください」と言うよう、指示を出しておく ●応援者は応援要請ですぐにかけつけるのではなく、最低1分くらいは学習者が1人で思考して、観察できる時間を確保した後に救急カートを持って駆けつける流れにするよう、タイミングを見て指示を出す	【全体の進行】 ●全体総括者が全体にブリーフィング ↓ ①各グループで5分間実施（各グループのファシリテータが値や状態を提示する） ↓ ②全体総括者が全体にデブリーフィング。学習者は全体総括者の質問に対して、グループごとに実施したことを振り返り、再度行う場合にどのようにしたらよいのかを話し合いまとめる ↓ ③次の学習者が5分間で実施 ↓ ④全体総括者の元にデブリーフィング ①から④を繰り返す ＊全体総括者は、1回のデブリーフィングですべての目標についての質問を投げかけるのではなく、1人目の学習者では観察した項目のみにするなど、段階的にデブリーフィングを進める。グループでの話し合いは2～3分とし、すぐに全体で共有し、その後グループで数分話し合い、全体で共有……を繰り返し、次に実施する学習者が、どのようにしたらよいのかを、まとめながら進める。
●応援が来るまでに、バイタルサインの測定やABCDEの再評価を実施できずにいたら、「今あなたができることを考えて行ってみましょう」と思考と行動を促す。促しても、学習者の思考や行動が止まって、苦しいようであれば、応援者を駆けつけさせて、SBARの報告場面とする。寄り添って声を掛け続けたり、手を握っている場合には、そのまま見守り、適当なタイミングで応援者に病室に向かうように指示を出す ●応援スタッフは2名駆けつける。駆け付けたらすぐに、1人の応援スタッフが患者を看る学習者には、もう1人の応援スタッフに、患者さんの状態を報告するよう促す ●的確に報告できなくても見守り、デブリーフィングで取り上げる	＊すべての学習目標を5人程度の学習者でデブリーフィングしながら進める。残りの5人は、学習目標を達成した思考と行動で各ベッドごとに練習し、最後に数グループの代表が全体を前に実施するよう進行する

シナリオデザインシート 4
急性呼吸不全患者への対応
喘息発作のケース

POINT
- 新人看護師を対象
- 全身と呼吸状態をアセスメントできる
- アセスメントの結果から呼吸を安楽にするケアが実践できる

❶テーマ	急性呼吸不全患者への対応	❷学習者・人数	新人看護師（入職月）・6名
❸場面設定	内科病棟／夜勤帯	❹シミュレーション時間	5分間／回
❺ブリーフィング時間	10分間	❻デブリーフィング場所・時間	多目的ルーム・10分間／回
❼学習目標	①全身および呼吸状態を評価し、適切な対応がとれる ②呼吸のアセスメントができる ③呼吸を安楽にするケアが実践できる		

❽患者情報

氏名：山田花子
年齢：50歳　**性別**：女
身長：156 cm　**体重**：65 kg
キーパーソン（主介護者）：夫
連絡先：山田太郎（夫）　TEL○○○-○○○-○○○○
アレルギー歴：気管支喘息、アレルギー性鼻炎
既往歴：気管支喘息（季節の変わり目、風邪を罹患したときなどに発作が起きる。発作時の吸入薬は持っていない）、アレルギー性鼻炎、メニエール病
診断：胆石症
現病歴：胆石症の手術で入院中。明後日退院予定。「じっとしていると太るから」と、万歩計を装着して朝晩、屋上でウォーキングをしている

❾シミュレーションの課題設定

早朝6時頃に「屋上を……歩いてたら……息が…、苦しくなってきました……」と山田さんが息も絶え絶えでナースステーションにやって来ました。ナースステーションにはあなたしかいません。対応してください。医師からの指示と最近の経過の温度板はナースステーションにあります。いつでも参考にしてください。シミュレーションの時間は5分間です。

❿事前学習（シミュレーションを行うために必要とされる知識・技術・態度）

知識
- 気管支喘息の病態生理、治療、発作時の看護
- ABCDEアプローチによる観察
- 呼吸器の解剖生理

技術・態度
- 起坐位保持の方法
- 口すぼめ呼吸の指導
- ランドマークを同定した呼吸音の聴診

物品シート

血圧計	1個	ベッド	1個
聴診器	1個	床頭台	1個
体温計	1個	検温版	1個
SpO₂モニター	1個	タオルケット、枕	各1個
ワゴン	1個	車いす	1個
酸素流量計	1個	ティッシュ	1個
酸素マスク・リザーバー付酸素マスク・経鼻カニューラ	各1個	吸入器	1個
		酸素ボンベ	1個

準備する検査データ
- □ レントゲン
- □ CT
- □ 血液データ
- □ 心電図データ
- ☑ その他
  （発作時の指示［発作時吸入、酸素投与］を記載したカルテ）

必要なシミュレータと準備
呼吸音が聴取できるシミュレータと模擬患者の併用（ハイブリッド方式）

設営シート

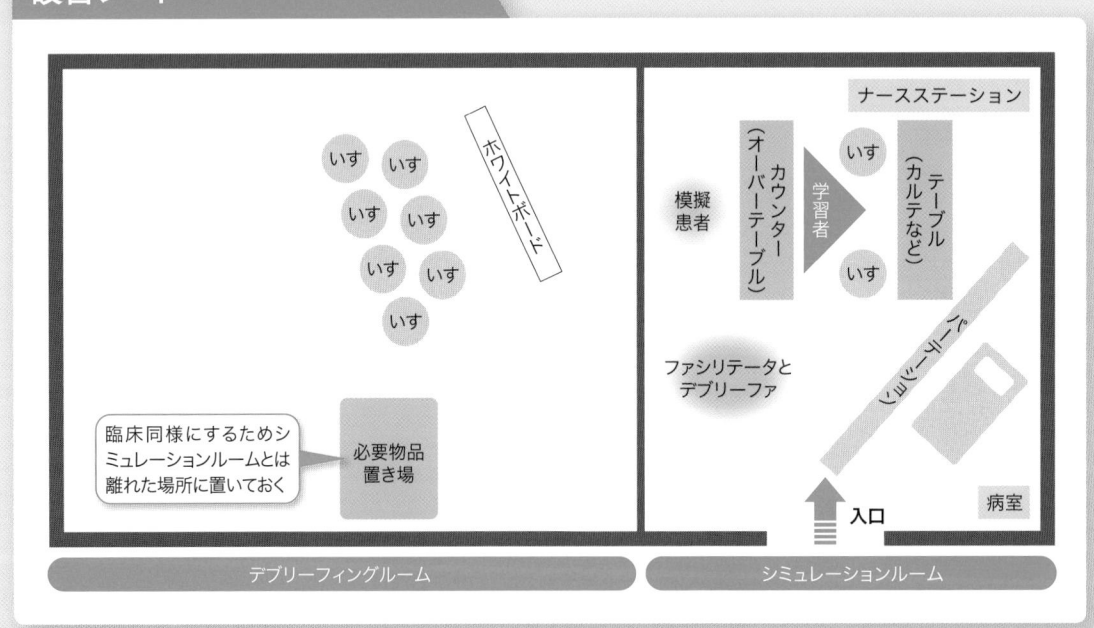

デブリーフィングルーム：ホワイトボード、いす（複数）、必要物品置き場（臨床同様にするためシミュレーションルームとは離れた場所に置いておく）

シミュレーションルーム：ナースステーション、模擬患者、カウンター（オーバーテーブル）、学習者、いす、テーブル（カルテなど）、ファシリテータとデブリーファ、入口、病室、シャワー

ファシリテータの役割分担シート

役割	指導者名・人数
ファシリテータ	1名
デブリーファ	1名
タイムキーパー	1名
☑模擬患者	1名
☑シミュレータオペレータ	1名
□評価・観察者	
□撮影者	
□応援看護師1（　　　　）	
□応援看護師2（　　　　）	
□医師	
□家族	
□薬剤師	
□検査技師	
□その他コメディカル	
□その他	

デブリーフィングガイドシート

学習目標	デブリーフィングポイント
1 **全身および呼吸状態を迅速評価し、適切な対応がとれる**	●ナースステーションに来られたとき、患者さんの様子、第一印象はどうでしたか。具体的に思い出してみましょう ＊すぐにバイタルサインなどの値を測定するのではなく、顔色、会話の様子、姿勢などから患者さんの第一印象をつかむことの大切さに気づけるようかかわる ●第一印象で患者さんの状態をどのようにアセスメントし、まずは、どのような対応をしましたか。 ＊ナースステーションに歩いてきた患者さんの様子をみて、ステーションに座らせたのか、ストレッチャーや車いすを使って病室に戻ってから臥床させたのか。どのような対応であっても否定するのではなく、看護の視点で患者の第一印象をどのように捉え、どのように対応するのがもっとも適切なのかを学習者が考えることができるように導く
2 **呼吸のアセスメントができる**	●患者さんは呼吸状態が悪かったようですが、呼吸について、観察したことを思い出してみましょう ●呼吸のアセスメントを実施するためには、どのような情報が必要でしょうか。また、どの程度の観察が状態に見合っているでしょうか ●次回行うとしたら、どのような点に注意して行いますか ●詳しく評価を行い、観察した結果、どのようなアセスメントをしましたか ＊呼吸のフィジカルアセスメント、喘息の事前学習の資料を使いながら、病態生理、症状、観察項目、発作の誘因、呼吸の身体診察の技術を振り返る
3 **呼吸を安楽にするケアが実践できる**	●呼吸がつらい患者さんを、少しでも安楽にするためにはどのような看護が必要でしょうか ＊起坐位、保温、水分補給……など治療とは異なる看護の必要性をみずから学べるように支援する ●このような症状のときには、どのような治療が考えられるでしょう。その治療を受ける際に、看護師が注意しなければならないことはありますか ＊医師の指示だから行うのではなく、現在の患者の状態にあった指示なのかを主体的に考えられるように導く。そして、酸素投与や吸入を行う際には、どのようなことに気をつけて観察する必要があるのかも、事前学習資料に戻ってしっかりと学び、その知識をベースとした行動変容につなげられるようなデブリーフィングを行う

シミュレーションアウトラインシート

時間経過	患者状況	学習目標に準じた学習者に期待する動き
5分	・肩で呼吸をしながら、ナースステーションにやってくる（呼吸が苦しいことが明らかにわかるように演技） ・「屋上を……歩いてたら……息が…、苦しくなってきました……」と会話はとぎれとぎれ ・歩くと呼吸状態がさらに悪化するため歩けない（喘息中発作を表現する） ・顔色不良 ・額に冷や汗をかいている ・呼吸が荒く、全肺野に喘鳴（wheeze）がある ・SpO_2 95%。脈を触れると速い。脈拍数120回/分、血圧130/80 mmHg、皮膚は冷たく湿っている。爪の色は白い	・呼吸の異常に気づく ・患者に安静を促す ・ABCDEアプローチによる迅速評価の実施 ・バイタルサイン測定 ・呼吸状態のアセスメントとケア

シミュレーションセッション実施中のファシリテータのかかわり・留意点	備考
・学習者がナースステーションに1人でいる設定から始める ・患者さんの苦しそうな訴えにとまどって、学習者の動きが止まってしまったら、「患者さんが息が苦しいと言っています。できることをしましょう」と思考と行動を促すようにかかわる ・迅速評価や安静への対応ができなくても見守る。その場合は、デブリーフィングで取り上げ、次回の学習につなげる ・ナースステーションで安静を促し、その場で観察・ケアを実施しても、いったん病室に戻って実施しても、その方法は問わない。迅速に観察やケアを行うためにはどうすればよいか、デブリーフィングで取り上げ、考えることができるようにかかわる ・Spo_2モニターは装着時、血圧はマンシェットを巻いて圧をかけたとき、脈拍は脈に触れた時にあらかじめ設定した測定値を提示する ・聴診時はシミュレータを使用する。必要なケアができていなくても見守り、デブリーフィングで取り上げる ・患者の観察、対応が学習者なりにひと通りできたところで、終了とする。制限時間内であっても、シミュレーションのなかで思考することが難しい様子であれば、終了として、デブリーフィングで、振り返る	・発作時の指示を記載したカルテをあらかじめ準備しておく

シナリオデザインシート 5
坐薬挿入後の排泄介助

POINT
- 入職1年目3か月を経過した看護師を対象
- 坐薬挿入後の安全・安楽な排泄介助の実施

❶テーマ	坐薬挿入後の排泄介助	❷学習者・人数	1年目看護師（3か月時）・6名
❸場面設定	内科病棟／日勤帯	❹シミュレーション時間	6分間／回
❺ブリーフィング時間	10分間	❻デブリーフィング場所・時間	会議室・10分間／回
❼学習目標	①坐薬挿入後の排泄介助を安全・安楽に実施できる		

❽患者情報
- **氏名**：吉本かおる
- **年齢**：88歳　**性別**：女性
- **身長**：142 cm　**体重**：46 kg
- **キーパーソン（主介護者）**：長男
- **連絡先**：吉本つよし（長男）　TEL○○○-○○○-○○○○
- **アレルギー歴**：なし
- **既往歴**：10歳時、虫垂炎、81歳時、肺炎（現在問題なし）
- **診断**：尿路感染症
- **現病歴**：尿路感染症の加療目的にて入院中。尿路感染症は徐々に軽快している。加齢に伴う筋力低下から軽度のふらつきあり。ADL一部介助が必要

❾シミュレーションの課題設定
4日前から排便がなく腹部膨満感も増してきた。昨日下剤内服するも反応がありませんでした。本日、下剤（坐薬）の指示があり15分前に挿入しました。排便がありそうなときは、ナースコールをするように伝えてあります。いま、吉本さんから「もう出そうよ！」とナースコールがありました。対応してください。シミュレーション実施時間は6分間です

❿事前学習（シミュレーションを行うために必要とされる知識・技術・態度）
知識
- 下剤（坐薬）について（作用、投与方法、効果発現時期）
- 尿路感染について（病態・看護）

技術・態度
- 移乗介助（ベッドから椅子）
- 移乗時に必要な患者とのコミュニケーション

物品シート

物品	数量	物品	数量
ベッド	1個	トイレットペーパー	1個
手袋	10枚	シャワーボトル	1個
バスタオルかタオルケット	1個	ワゴン	1個
聴診器	1個	ホワイトボード	1個
患者のスリッパ	1個	いす	7～10個
ナースコール	1個	タイマー	1個
ポータブルトイレ	1個		

準備する検査データ

- □ レントゲン
- □ CT
- □ 血液データ
- □ 心電図データ
- □ その他
  (　　　　　　　　　　)

＊本シナリオでは準備する検査データはない

必要なシミュレータと設定

模擬患者
（ADL一部介助の高齢者女性を演じる。排泄したくて慌てた様子）

設営シート

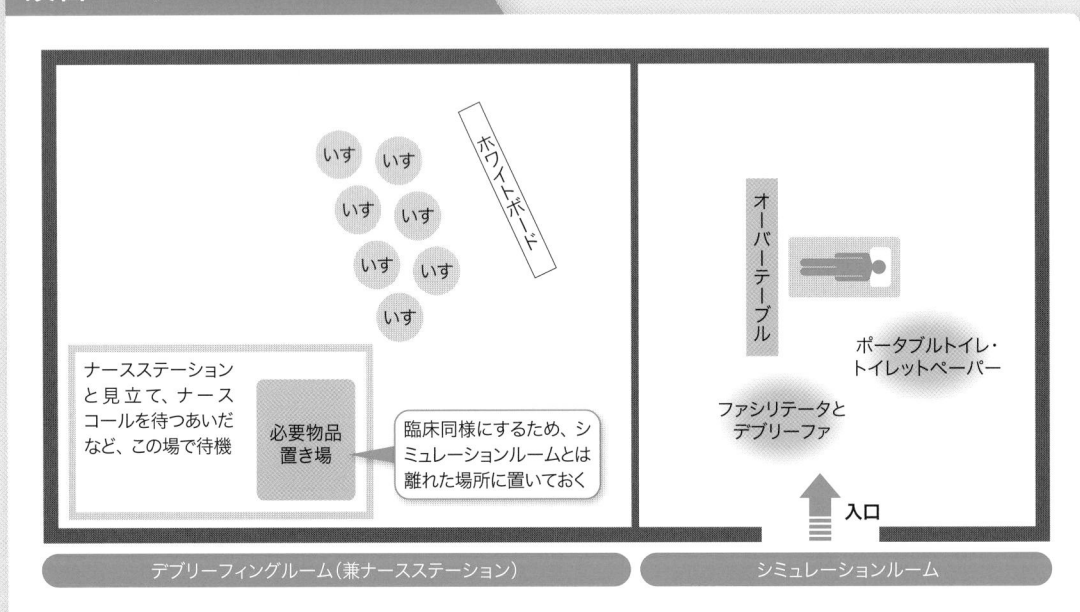

デブリーフィングルーム（兼ナースステーション）：
- いす 7個
- ホワイトボード
- ナースステーションと見立て、ナースコールを待つあいだなど、この場で待機
- 必要物品置き場（臨床同様にするため、シミュレーションルームとは離れた場所に置いておく）

シミュレーションルーム：
- オーバーテーブル
- ポータブルトイレ・トイレットペーパー
- ファシリテータとデブリーファ
- 入口

ファシリテータの役割分担シート

役割	指導者名・人数
ファシリテータ	1名
デブリーファ	1名（ファシリテータが兼ねてもよい）
タイムキーパー	1名
☑ 模擬患者	1名
□ シミュレータオペレータ	
□ 評価・観察者	
□ 撮影者	
□ 応援看護師1（　　　）	
□ 応援看護師2（　　　）	
□ 医師	
□ 家族	
□ 薬剤師	
□ 検査技師	
□ その他コメディカル	
□ その他	

デブリーフィングガイドシート

学習目標	デブリーフィングポイント
1 坐薬挿入後の排泄介助が安全安楽に実施できる	●訪室した時、患者はどのような感じでしたか ●排泄時の環境整備についてはどうでしたか ●ポータブルトイレへの移動介助はどのように実施しましたか。患者さんは安全・安楽に感じていましたか。もっとよい方法がありましたか ●排泄するために一時退室したときのあなたの対応はどうでしたか ●排泄終了後の介助はどうでしたか（疾患を考え、清潔にする必要性が理解できているか） ＊一連の動きができるようになったら、尿路感染症の起因菌、症状や治療、予防策などを事前学習の内容を発問し、関連知識も学習できるようにする

第5章　シナリオ集

シミュレーションアウトラインシート

時間経過	患者状況	学習目標に準じた学習者に期待する動き
3分	・ベッドから今にも起き上がりそうにしている ・「ああ、もう出ちゃいそうよ。早くトイレ、トイレ」と慌てた様子 ・立位でふらつきがあるが、倒れたりはしない。自力で立位保持ができ、学習者の指示に従い動くことができる（ADL一部介助の患者を演じる）	・環境整備・プライバシー保護 ・安全で迅速な移動介助 ・排泄の間の退室に対する配慮と環境整備 ・排泄終了時の説明、声がけ
3分	・学習者が退室時にナースコールを手元に用意してくれない場合は、立ち上がり、大声で呼ぶ ・「すっきりした」と訴える。残便感なし、腹痛なし	・排泄後のケアの準備 ・安全な移動 ・終了時の説明と環境整備

シミュレーションセッション実施中のファシリテータのかかわり・留意点	備考
・ポータブルトイレとトイレットペーパーは、指導者側でベッドサイドに準備しておく ・学習者が、病室に準備されているもの以外でほしい物品が生じた場合には、指導者が出し、患者とかかわる時間をつくる ・排泄方法について、ポータブルトイレではなく、通常のトイレまたは車いすによるトイレ移動などを提案した場合、準備しておいたポータブルトイレを使用するように指示する。そのほかの介助については、模擬患者に危険がおよばない限り、介入せず見守る	
・患者がポータブルトイレに座ったら「では、ナースステーションで待ちましょう」と学習者をナースステーションに誘導し、排泄が終了し患者から呼ばれるまで待つように説明する。排泄後にベッドサイドに持参する物品があれば、準備しておくように促す ・学習者が、立ち去る際にナースコールを患者の手元にセットしなかった場合には、模擬患者は立ち上がって大声で「すみませ〜ん」と呼ぶように、指導者がタイミングを合図する ・少ししたら排泄が終了したことにし、ナースコールがあったことにする ・どのような介助となろうと模擬患者に危険が及ばなければ、ベッドに患者が戻った時点でシミュレーション終了とする	

シナリオデザインシート 6
検温トレーニング
優先順位の判断

POINT
- 入職1年目3か月経過時の新人看護師が学習対象
- 複数患者の状態把握
- 優先順位を考えた対応

❶テーマ	優先順位を考えた検温	**❷学習者・人数**	1年目看護師（3か月時）・6名
❸場面設定	混合病棟／夜勤帯	**❹シミュレーション時間**	10分間／回
❺ブリーフィング時間	20分間	**❻デブリーフィング場所・時間**	カンファレンスルーム・20分間／回

❼学習目標
①複数患者の状態を把握できる
②優先順位を考え、患者状態に合わせた検温ができる

❽患者情報

1
- 氏名：山川のぼる
- 年齢：55歳　性別：男性
- 身長：170 cm　体重：75 kg
- キーパーソン（主介護者）：妻
- 連絡先：山川のぶ子（妻）　TEL○○○-○○○-○○○○
- アレルギー歴：なし
- 既往歴：45歳時、高血圧　Ca拮抗剤内服中
- 診断：糖尿病
- 現病歴：1年前の定期検診にて高血糖を指摘されるも受診せず放置。今回も定期検診にて高血糖を指摘され、教育入院となった。毎食前血糖チェックを実施し、混合型インスリン毎食前投与中。血糖60 mg/dL以下の時、ブドウ糖10 g内服、15分後再検、60 mg/dL以上になるまで継続の指示あり

2
- 氏名：林一男
- 年齢：53歳　性別：男性
- 身長：165 cm　体重：58 kg
- キーパーソン（主介護者）：妻
- 連絡先：林あすか（妻）　TEL○○○-○○○-○○○○
- アレルギー歴：なし
- 既往歴：なし
- 診断：膵管拡張
- 現病歴：人間ドックにて膵管拡張を指摘され精査目的にて入院。自覚症状や体重減少はなし。本日9時から胸部・腹部レントゲン検査、超音波検査があるため、朝食は禁食指示となっている

3
- 氏名：森田たかし
- 年齢：61歳　性別：男性
- 身長：172 cm　体重：78 kg
- キーパーソン（主介護者）：妻
- 連絡先：森田ゆう子（妻）　TEL○○○-○○○-○○○○
- アレルギー歴：なし
- 既往歴：なし
- 診断：狭心症疑い
- 現病歴：1か月前から朝の通勤時、駅の階段を昇ると前胸部痛出現、しばらく安静にしていると消失していた。2週間前に外来受診し、トレッドミル検査で陽性判定となり、昨日入院となった。本日9時から心臓カテーテル検査（大腿動脈から穿刺）の予定。朝の採血後、静脈確保の指示がある

4
- 氏名：川波太郎
- 年齢：62歳　性別：男性
- 身長：163 cm　体重：72 kg
- キーパーソン（主介護者）：妻
- 連絡先：川波はるみ（妻）　TEL○○○-○○○-○○○○
- アレルギー歴：なし
- 既往歴：61歳時、脳出血　右半身麻痺
- 診断：誤嚥性肺炎
- 現病歴：誤嚥性肺炎の加療目的にて入院中。右半身麻痺あり。酸素2Lカニューラ投与にてSpO_2 96％で経過。適宜口鼻腔から吸引を実施している

❾シミュレーションの課題設定

現在、朝6時です。あなたは4人部屋を受け持っています。これから朝の検温にむかってください。シミュレーション時間は10分間です。シミュレーション実施前に10分間の情報収集の時間を取りますので、検温のために必要な情報を収集してください

❿事前学習（シミュレーションを行うために必要とされる知識・技術・態度）

知識
- 低血糖症状とインスリン製剤について

技術・態度
- 呼吸のフィジカルアセスメント
- 採血・静脈確保の必要物品と手技
- 検温実施時の患者とのコミュニケーション

物品シート

品目	数量	品目	数量
ベッド	4個	採血針	1個
オーバーテーブル	4個	シリンジ	1個
体温計	1個	採血スピッツ	1個
聴診器	1個	静脈留置針	1個
血圧計	1個	駆血帯	1個
Spo$_2$モニター	1個	アルコール綿	1個
酸素カニューラ	1個	手袋	10枚
酸素流量計	1個	ホワイトボード	1個
吸引器	1個	いす	7～10個
吸引チューブ	1個	タイマー	1個
血糖測定器	1個	シミュレーション前の申し送り用記録類（医師・看護師記録類、温度板、電子カルテの場合は、日常的に情報収集する画面をプリントアウトするなど工夫する）	
ワゴン	1個		
点滴棒	1個		
点滴ライン・輸液剤	1個		学習者の人数分

準備する検査データ

- □ レントゲン
- □ CT
- □ 血液データ
- □ 心電図データ
- □ その他
  (　　　　　　　　　　　　　　　　)

＊本シナリオでは準備する検査データはない

必要なシミュレータと準備

- ●模擬患者
  （マネキンタイプのシミュレータを使用しても可。その場合声役をするインストラクターが必要）
- ●装着式静脈採血モデル・静脈確保シミュレータ

シミュレータへの準備
4人の患者すべてにリストバンドをつけておく。患者❸森田には装着式静脈採血モデルを装着しておくか、模擬患者の腕の横に静脈確保シミュレータを置く。患者❹川波には酸素カニューラを装着しておく

設営シート

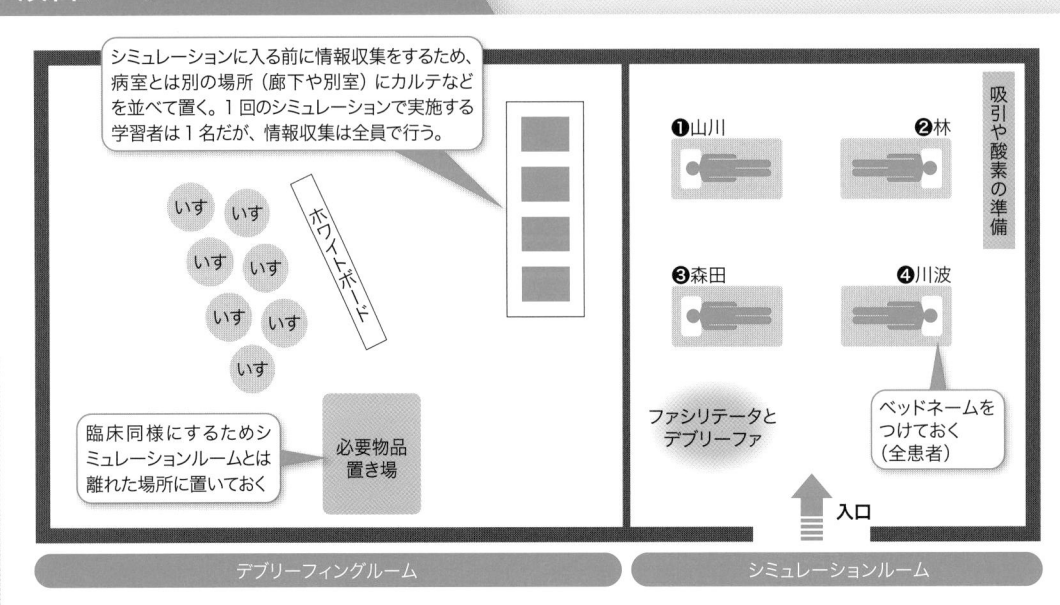

デブリーフィングルーム
- シミュレーションに入る前に情報収集をするため、病室とは別の場所（廊下や別室）にカルテなどを並べて置く。1回のシミュレーションで実施する学習者は1名だが、情報収集は全員で行う。
- いす（複数）、ホワイトボード
- 臨床同様にするためシミュレーションルームとは離れた場所に置いておく
- 必要物品置き場

シミュレーションルーム
- ❶山川　❷林
- ❸森田　❹川波
- 吸引や酸素の準備
- ファシリテータとデブリーファ
- ベッドネームをつけておく（全患者）
- 入口

ファシリテータの役割分担シート

役割	指導者名・人数
ファシリテータ	1名
デブリーファ	1名（ファシリテータが兼ねてもよい）
タイムキーパー	1名
☑模擬患者	4名
□シミュレータオペレータ	
□評価・観察者	
□撮影者	
□応援看護師1（　　　　）	
□応援看護師2（　　　　）	
□医師	
□家族	
□薬剤師	
□検査技師	
□その他コメディカル	
□その他	

デブリーフィングガイドシート

学習目標	デブリーフィングポイント
1 複数患者の状態を把握できる	・シミュレーション前の資料や申し送りから、4人の患者さんの情報をどのように収集しましたか（名前、疾患、それぞれの問題点、装着していたライン類、実施すべき看護実践、など） ・訪室前に病室のベッドの配置はイメージできていましたか。検温を行ってみてどこにどの患者さんがいたのか思い出してみましょう ・4人の患者さんの状態について事前のアセスメントや予測をどのようにしていましたか（血糖値、呼吸状態、胸痛など）。また、どのようなことを予測して検温に行くとよいのでしょう ・検温に向かう際、どのような物品を事前に準備して持参すれば、個々の患者状態に合わせた検温ができますか
2 優先順位を考え、患者状態に合わせた検温ができる	・どの患者さんから回りましたか。それはなぜですか ・どの順番で回るのがもっとも適切だと思いますか。それはなぜですか ・各患者さんをどのような視点から観察したのか思い出してみましょう。さらに観察するべき、収集するべき情報はありますか。それはなぜですか ・部屋の環境はどうでしたか（明暗、におい、温度など） ・それぞれの患者さんを観察した結果を思い出してみましょう ・4人の患者さんの状態を病態生理に基づいてアセスメントしてみましょう（血糖曲線、インスリンの効果、半身麻痺が呼吸に与える影響、吸引が有効な場合はどのような状態か、など） ＊糖尿病の病態生理と低血糖発作、インスリンの基本的な知識、患者❹（川波）においての呼吸器の身体診察は、事前学習が身につくような発問を心がける。デブリーフィングで学習者が議論したり、事前学習の資料を見返すなどして学習できるように促す ＊検温とはどのような意味をもつのか、バイタルサインの値を測定して温度板に記録するといった形式的な業務ではない。看護師として、4人の患者を検温するという看護実践について、しっかりと考える場をつくる。収集したバイタルサインの値は看護にどのようにつながっていくのか、日々の患者との向き合い方が表面的にならないよう、学習を深めていくことが大切である

シミュレーションアウトラインシート

時間経過	患者状況	学習目標に準じた学習者に期待する動き
10分	情報収集	
10分	**患者❶山川のぼる** 悪心、冷汗、顔色不良など低血糖症状なし 体温：36.4度、脈拍数：86回/分（不整なし）、 血圧：100/64 mmHg、Spo₂ 98％、呼吸数：18回/分、 空腹時血糖値：98 mg/dL 〈訴えなど〉 気分はいい。食欲あり。	● バイタルサインの測定と観察 ● 食事前の血糖測定についての説明と実施 ● 状態のアセスメント ● インスリン注射についての説明と判断
	患者❷林一男 側臥位で寝ている。表情穏やか、顔色良好、チアノーゼなし、腹部症状なし。 体温：36.6度、脈拍数：76回/分（不整なし）、 血圧：130/74 mmHg、Spo₂ 98％、呼吸数：16回/分 〈訴え・性格など〉 検査の説明は昨日受けていて不安などない。理解力もよい。自分からは本日の検査について看護師には問いかけない。	● バイタルサイン測定と観察 ● 本日の検査と禁食の説明
	患者❸森田たかし ベッドに臥床中。 顔色良好、体温：36.4度、脈拍数：86回/分（不整なし）、 血圧：130/74 mmHg、Spo₂ 98％、 呼吸数：16回/分。呼吸音左右差なし、雑音なし。 〈訴え・性格〉 胸部症状はない。よく眠れた。カテーテル検査に対して少し不安。点滴は憂鬱。	● バイタルサインと観察 ● 状態のアセスメント ● 本日の検査についての説明 ● 採血と静脈確保の実施
	患者❹川波太郎 仰臥位でセミファーラー位 表情穏やか、顔色良好、チアノーゼなし。 呼びかけに対し、開眼「あ～、お・は・よ・う」と発語。レベルⅡ-10～20。右半身麻痺。 体温：37.4度、脈拍数：76回/分（不整なし）、 血圧：110/64 mmHg、Spo₂ 96％、呼吸数：22回/分、 胸腹式呼吸、胸郭拳上左右差なし。右上葉連続性ラ音あり。 【状況的に可能な場合の応用設定】 酸素カニューラのチューブが患者の下敷きになり屈曲している Spo₂ 93％、やや苦悶用表情、意識レベル、その他バイタル変化なし。 学習者がチューブの屈曲を直したらSpo₂ 96％へアップさせる	● バイタルサインの測定と観察 ● 状態のアセスメント ● 酸素流量やチューブの接続を確認 ● 体位変換と吸引の実施

シミュレーションセッション実施中のファシリテータのかかわり・留意点	備考
各患者のフローシート、医師の指示書など、臨床と同じような資料を準備し、10分間で学習者に情報収集をさせる。その際、指導者は見守り、何も介入はしない。とまどっている学習者がいる場合は、普段と同様に情報収集をするよう促す ●シミュレーションを開始する前に持参する物品を一緒に確認し、訪室させる ●学習者がどの患者から回ってもその場では介入せず、デブリーフィングで振り返る ●学習者が血圧や脈拍・体温などを測定しようとしたときは、マンシェットを巻き脈に触れ数秒経過したら、体温計を挟んだら……など、本当に測定する寸前でファシリテータは測定値を告げる ●顔色やチアノーゼの有無なども、学習者が「顔色を見ています」などと言ったら、ファシリテータが状態を告げる ●採血や静脈確保も、針などを準備して患者に刺そうとしたら「行ったことにしましょう」と声がけし、次の行動に促す ●学習者がとまどっていたら、「いつも通りの検温でよいですよ」「どの人から行いましょうか」などと声をかけ、次の動きにつなげる。患者さんのベッドサイドに行き、とまどっている学習者がいた場合には、「顔色はよさそうです」と指導者が言ったり、模擬患者が「看護師さん、検温ですか」などと言い、次の動きにつなげる ●10分間ですべての患者を回れなくても、時間になったらシミュレーションを終了させる。逆に10分たっていなくても、すべての患者の検温が終了していれば、シミュレーションを終わらせる ●シミュレーションを繰り返し、学習者の動きが確立され、この症例に慣れてきているようであれば、患者❹（川波）の酸素チューブを屈曲させ、簡単な新たなイベントを追加してみてもよい。その際、学習者がそのことに気づかず検温を進めていっても、その場では介入せず、デブリーフィングで振り返る	●学習者が複数患者を受け持ち、バイタルサインの値のみでなく、全体を観察し、個々の患者の状態をアセスメントする力を向上させることが目的のトレーニング。そのため、点滴のトラブルや排泄の訴えなど、学習者がとまどうような言動はしないことを、指導者間で統一する

シナリオデザインシート 7
心窩部痛を訴える患者への対応
狭心症発作のケース

POINT
- 入職3年目の看護師が対象
- 3年目としてのキャリアで患者を観察し、アセスメント・対応・的確な報告ができることをねらう
- 本事例では狭心症発作の患者の設定

❶テーマ	心窩部痛を訴える患者	❷学習者・人数	3年目看護師・50名
❸場面設定	外科混合病棟／日勤帯	❹シミュレーション時間	5分間／回
❺ブリーフィング時間	10分間	❻デブリーフィング場所・時間	多目的ルーム・10分間／回
❼学習目標	①患者の異常に気づき、ABCDEアプローチによる迅速評価が実践できる ②症状や訴えなどから患者状態をアセスメントできる ③症状悪化の要因となるものを排除し、必要なケアを提供できる ④SBARを用いて報告ができる		

❽患者情報

氏名：山田太郎
年齢：60歳　**性別**：男
身長：176cm　**体重**：78kg
キーパーソン（主介護者）：妻
連絡先：山田花子（妻）　TEL○○○-○○○-○○○○
アレルギー歴：なし
既往歴：高血圧・高脂血症・糖尿病・狭心症
診断：蜂窩織炎
現病歴：左足背の傷より炎症が広がり、上記診断で入院治療中。糖尿病・高血圧食の治療食が出されているが、お菓子の間食や、海苔の佃煮・梅干などの塩分の高い食品を購入して食べている。また、禁煙を指導しているが、こっそり車いすで喫煙所に行っている。午前6時のバイタルサインの値：体温37.6℃、脈拍数68/分（整）、血圧130/70 mmHg、呼吸数12回/分。創痛なし。左手上腕に静脈確保し、ヘパリンロックを実施（抗菌薬2回/1日用）。

❾シミュレーションの課題設定

本日、あなたは山田さんの受け持ちです。回診準備のため、午前9時に山田さんの部屋を訪問します。下肢の包帯を外し、創のチェックと消毒の準備をしてきてください。シミュレーションの実施時間は5分間です。山田さんのカルテ類はナースステーションにあります。

❿事前学習（シミュレーションを行うために必要とされる知識・技術・態度）

知識
- 山田さんの既往歴にある高血圧、高脂血症、狭心症について（病態・治療・看護）

技術・態度
- 12誘導心電図がとれる
- ABCDEアプローチによる観察（迅速評価）
- SBAR報告

物品シート

血圧計	10個	包帯・ガーゼ・テープ・消毒セット	10個
聴診器	10個	手袋　マスク　ガウン	各10箱
体温計	10個	12誘導心電図（に見立てたもの）	10個
SpO_2モニター	10個	モニター心電図	
ワゴン	10個	（本体ではなくリードのみでよい）	10個
酸素流量計	10個	モニター心電図の波形（モニター本体が用意で	
酸素マスク・経鼻カニューラ	10個	きなかった場合は紙で示す）	10枚
輸液剤・輸液ルート・三方活栓	10セット	救急カート	10個
ベッド	10個	ニトログリセリン舌下錠（見立てたものでよい）	10個
床頭台	10個	カルテ（狭心症発作時の指示がかいてある）	10冊

＊物品はすべてグループごとに1つずつ配布するイメージ

準備する検査データ
- □ レントゲン
- □ CT
- □ 血液データ
- ☑ 心電図データ
  （発作時、入院時の非発作時、ニトログリセリン舌下投与後を各10枚）
- □ その他
  （　　　　　　　　　　　　　）

必要なシミュレータと準備
- 心電図モニターを表示できるシミュレータ（全体での振り返り、まとめの際に使用。各グループでの学習では、指導者か学習者が交代するかたちで模擬患者になる）

シミュレータへの準備
不整脈の波形をシミュレータに設定しておく

設営シート

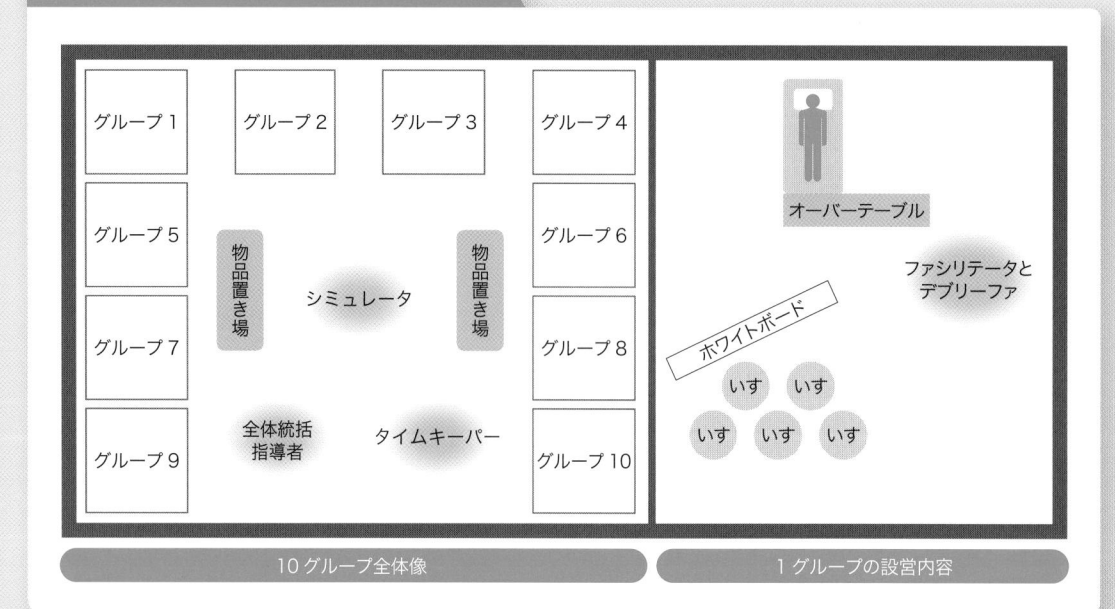

[10グループ全体像：グループ1〜10の配置、物品置き場、シミュレータ、全体統括指導者、タイムキーパー]

[1グループの設営内容：オーバーテーブル、ファシリテータとデブリーファ、ホワイトボード、いす5脚]

ファシリテータの役割分担シート

役割	指導者名・人数
ファシリテータ	総括者1名、各グループ1名
デブリーファ	総括者もしくは各グループ1名
タイムキーパー	1名
☑模擬患者	各グループの学習者が交代で演じる
☑シミュレータオペレータ	総括者かタイムキーパーが兼ねる
□評価・観察者	
□撮影者	
☑応援看護師1(1年目役)	デブリーファが兼ねる
☑応援看護師2(リーダー役)	ファシリテータが兼ねる
□医師	
□家族	
□薬剤師	
□検査技師	
□その他コメディカル	
□その他	

デブリーフィングガイドシート

学習目標	デブリーフィングポイント
1 患者の異常に気づき、ABCDEアプローチによる迅速評価が実践できる	●訪室した時の患者さんはどんな状態でしたか。いつもと比べてどのような様子でしたか。患者さんの状態や症状で気づいたことを、全員でできるだけたくさん思い出してみてください(ABCDEに分類して書き出し、整理する)
2 症状や訴えなどから患者状態をアセスメントできる	●観察の結果から患者さんはどのような状態にあると考えますか？ ＊既往歴や生活習慣の情報も含めて考えることができるように発問を工夫する ＊ある程度学習者の意見などが出たら、事前学習の資料に基づいて、知識に基づくアセスメントを考えてもらう。病態生理についても復習できるようにする。冠動脈の機能、虚血性の発作が循環動態にどのように影響するのかなど行動のみでなく、それを裏づける知識を獲得させる ●患者さんの状態をアセスメントした結果、どのように対応しようと考えますか？
3 症状悪化の要因となるものを排除し、必要なケアを提供できる	●どんな点に注意して患者さんに対応しますか？ ＊行ったこととそのときに考えたことを列挙するだけに終わらないように支援する。また、事前学習課題に基づき、虚血性心疾患の発作時の対応について、学習者自らが知識を掘り下げることができるようにかかわる ＊患者の状態変化に対して、看護師が行うべきことについて、単に観察とアセスメントを実施し、その後の治療を予測するだけに終始せず、患者が排泄したいと訴えたらどうするか、病室の温度は適切か、12誘導心電図を実施しているときの保温、不安に対する支援など、多様な側面から患者と対峙する看護について考えられるように導く
4 SBARを用いて報告ができる	●リーダーへの報告をもう一度振り返ってみましょう。何を一番に伝えたらよいでしょう。それはなぜですか？(SBARに当てはめて報告をしてみましょう) ＊デブリーフィングポイントは、1人目ですべてをとりあげなくてよい。回数を増すごとに深まっていくようにデブリーファが意図的に支援する

シミュレーションアウトラインシート

時間経過	患者状況	学習目標に準じた学習者に期待する動き
3分	・顔色不良。冷や汗をかき、元気がない ・呼吸が速く浅い（演技をする）。呼吸数26回/分、呼吸音左右差なし、雑音なし、SpO_2 96% ・血圧88/50 mmHg、脈拍数90回/分、脈左右差なし、弱い、不整あり（PVC）、頸静脈怒張なし、皮膚は冷たく湿っている ・みぞおちをさすりながら「なんかこの辺が気持ち悪い。背中まで痛い……今まででいちばん痛い…」と話す（模擬患者は学習者が下肢の包帯を外すことばかりに気をとられていたら、心窩部の違和感と背部痛を強調して訴える）	・顔色の異常に気づく ・心窩部痛、背部痛の程度と持続時間を聞きながら状態を予測する ・ABCDEアプローチによる迅速評価の実施 ・患者の状態から狭心症の発作をアセスメントする ・応援要請：必要な物品とスタッフを要請する ・患者に安静を促す ・応援が到着したら、応援役の1年目看護師と協力して対応する（12誘導心電図・モニター心電図の装着、バイタルサインの観察など）
2分		・リーダーにSBARで報告を行う

シミュレーションセッション実施中のファシリテータのかかわり・留意点	備考
●ワゴンには消毒セットと交換用の包帯、手袋などを載せておく ●ステーションには血圧計や聴診器などを置いておき、学習者が自由に選んでワゴンに載せて運べるように準備する ●顔を見れば顔面蒼白とわかるように、サインを出す（学習者が患者の顔を見て声をかけたら、「顔色が悪いです」と伝えたり、紙に書いて貼っておくなどする） 〈他の値の提示〉 ●体温や呼吸は模擬患者で実際に測定する。SpO_2モニターを装着したら、SpO_2値を提示する。末梢の冷汗や湿潤は学習者が触れた時点でファシリテータが提示する。脈拍は学習者が触れて10秒ほどして提示する。血圧は、マンシェットを巻いて測定する寸前に値を提示。モニター心電図は装着したら、波形を提示。12誘導心電図は検査を実施すると判断したら、発作時の心電図データを提示。ニトログリセリン投与後の12誘導検査の場合には舌下後の心電図データを提示。非発作時のものが必要であると学習者が言ったらそれを提示する。 ●迅速評価ができていなくても見守り、シミュレーションを続行させ、デブリーフィングで取り上げ、次回につなげる ●応援を呼ぶタイミングは学習者の判断を見守る。また、呼ぶ方法や応援依頼時の必要な物品とスタッフの要請の内容についても学習者に任せ、デブリーフィングで取り上げる ●応援を要請した場合には、1分程度で、デブリーファが応援者として登場するように指示する。応援者は1年目の看護師を演じ、学習者である3年目の指示にのみしたがう。1年目と協力して、観察や対応をひと通りできたようであれば、「1年目にその場を任せてリーダーに報告してください」と報告の場面に切り替える。報告の時点で、12誘導心電図をとっていない場合には、医師の指示を学習者と一緒に確認し、指示通りの対応を行わせ、再度報告するように指示する ＊リーダー役のファシリテータはできるだけ、学習者の思考の流れに沿うように振る舞い、学習者の判断について評価的な態度や、「もっと何をするの」「それだけでいいのですか」などといった誘導はしない。学習者本来の力で考えて判断できるように心がける	●集団で行う場合には、デブリーフィングを各グループのデブリーファにすべて任せて、最後に全体で学習をまとめる。 ●または、学習者ごとに、全体でデブリーフィング（小グループの討議を交えながら）を行い、2人目のシミュレーション→全体のデブリーフィング→3人目のシミュレーション→全体でのデブリーフィング……と進めていってもよい ●シミュレーションごとに全体のデブリーフィングを入れる場合には、全体総括者が、全体に発問を投げかけて、発問に対して、グループで振り返り、考えるワークをして次のシミュレーションに進めていく

シナリオデザインシート 8
クモ膜下出血患者への対応

POINT
- 5年目程度の中堅看護師を対象
- 急変発生時に、スタッフの力量を考え、役割分担を行うなどリーダーシップが取れる

①テーマ	クモ膜下出血患者の対応・中堅看護師	②学習者・人数	5年目看護師・6名
③場面設定	混合病棟・日勤帯	④シミュレーション時間	5分間／回
⑤ブリーフィング時間	10分	⑥デブリーフィング場所・時間	カンファレンスルーム・10分間／回

⑦学習目標
①患者状態を把握し予測をもった行動ができる
②スタッフに的確に指示が出せる
③SBARを使って報告できる

⑧患者情報

氏名：鈴木靖男
年齢：48歳　性別：男性
身長：168 cm　体重：72 kg
キーパーソン（主介護者）：長男
連絡先：鈴木健男（長男）　TEL○○○-○○○-○○○○
アレルギー歴：なし
既往歴：なし
診断：胃潰瘍
現病歴：胃潰瘍の加療目的にて入院中。潰瘍はほぼ軽快し、3日後に退院予定

⑨シミュレーションの課題設定

あなたは混合病棟に勤務する看護師です。本日は日勤勤務でリーダーをしています。現在14時です。ナースステーションにいると、鈴木さんを受け持っている新人看護師から「鈴木さんの意識が変なんです。すぐに来てください」とナースコールがありました。すぐに向かってください。ナースステーションにはあなた以外に3年目看護師が2名います。シミュレーションの実施時間は5分間です。考えていること、見ていること、行うことは声に出すようにしてください

⑩事前学習（シミュレーションを行うために必要とされる知識・技術・態度）

知識
- クモ膜下出血・硬膜外出血について（病態・症状・対応）
- SBARについて

技術・態度
- 脳神経系のフィジカルアセスメント
- 急変時のリーダーシップ

物品シート

ベッド	1個	酸素流量計	1個
聴診器	1個	点滴棒	1個
SpO₂モニター	1個	点滴ライン・輸液剤	1個
血圧計	1個	バッグバルブマスク	1個
ナースコール	1個	挿管セット（喉頭鏡・スタイレット・挿管チューブ・10 mLシリンジ）	1個
救急カート	1個		
ペンライト	1個	ホワイトボード	1個
ワゴン	1個	いす	7〜10個
モニター	1個	タイマー	1個
酸素（マスク、カニューラ、リザーバー）	各1個		

準備する検査データ
- □ レントゲン
- ☑ CT（頭部）　1枚
- □ 血液データ
- □ 心電図データ
- □ その他
  (　　　　　　　　　　　　　　)

必要なシミュレータと準備
- 瞳孔不同、対光反射、血圧等バイタルが設定できるシミュレータ
- 患者の声役を決めておく

シミュレータへの準備
シミュレータには、シナリオ通りのバイタル設定をしておく

設営シート

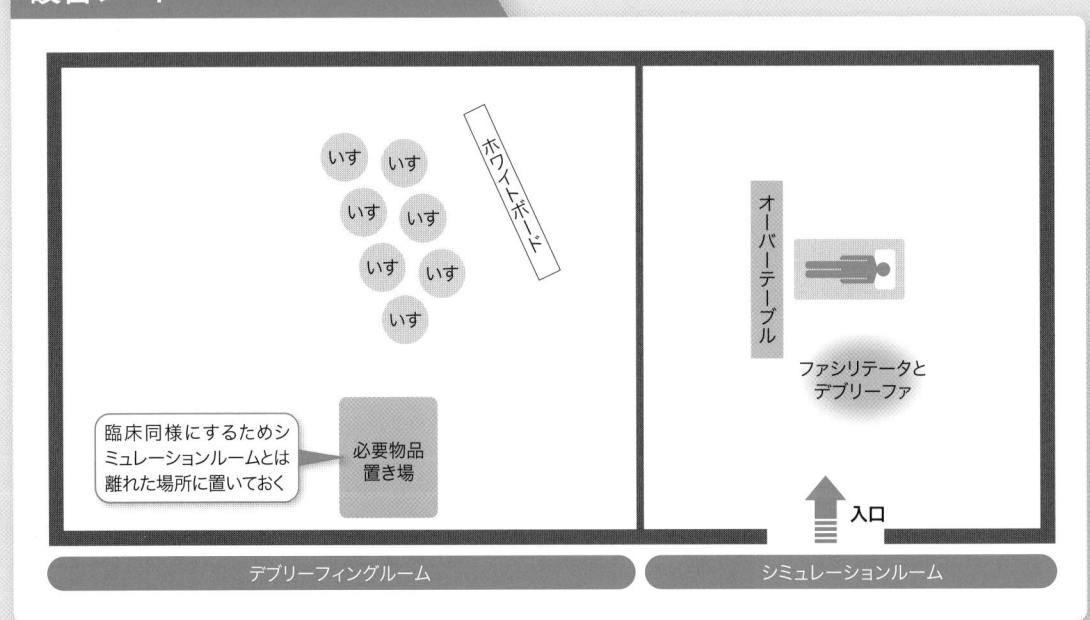

デブリーフィングルーム
- いす（7個）
- ホワイトボード
- 必要物品置き場
- 臨床同様にするためシミュレーションルームとは離れた場所に置いておく

シミュレーションルーム
- オーバーテーブル
- ファシリテータとデブリーファ
- 入口

ファシリテータの役割分担シート

役割	指導者名・人数
ファシリテータ	1名
デブリーファ	1名（ファシリテータが兼ねてもよい）
タイムキーパー	1名
☑模擬患者	1名（患者の声役。オペレータが兼ねてもよい）
☑シミュレータオペレータ	1名
☐評価者・観察者	
☐撮影者	
☑応援看護師1（3年目役）	1名
☑応援看護師2（3年目役）	1名
☑医師	1名
☐家族	
☐薬剤師	
☐検査技師	
☐その他コメディカル	
☑その他（新人看護師役）	1名

デブリーフィングガイドシート

学習目標	デブリーフィングポイント
1 患者状態を把握し予測をもった行動ができる	・ナースコールを受けて、状態をどのように予測しましたか ・鈴木さんはどのような患者さんでしたか ・訪室して患者の状態を観察しましたか。どのような状態でしたか ・あなたは鈴木さんに何が起きたと考えますか ・鈴木さんに必要な看護は何でしょう。それはどうしてなのかも考えてみましょう ・再度行うとしたら、どのような観察をし、どのような対応をしたらよいでしょう
2 スタッフに的確に指示が出せる	・鈴木さんに起こった状態に対応するために、必要なスタッフと物品を考えてみましょう ・どのように、応援要請したらよいでしょう ・今回のシミュレーションであなたと新人以外にスタッフは何人いましたか ・各スタッフの力量に応じて、どのように役割を分担して対応したらよいでしょう ・どのような指示を出したか、各スタッフの力量に応じたものであったか、振り返ってみましょう ・次に行うならどのような指示を、どのように出したらよいか討論しましょう
3 SBARを使って報告できる	・医師にどのように報告しましたか。 ・SBARに照らし合わせると報告した内容はどうでしたか ・次に報告を行うとしたら、どのように行うのがもっともよいでしょう

シミュレーションアウトラインシート

時間経過	患者状況	学習目標に準じた学習者に期待する動き
5分	・新人看護師からのナースコール：「鈴木さんのお部屋を訪室したら……すごく頭が痛いと言っていて、その後すぐに意識がなくなりました」と慌てた様子 ・意識レベル低下（Ⅱ-30程度） ・脈拍56回/分（整）、呼吸12回/分、クスマウル様呼吸、呼吸音雑音なし、SpO_2 93%、 ・瞳孔、右5 mm、左2.5 mm ・対光反射　右緩慢、左あり ・血圧200/100 mmHg	・新人看護師の報告を聞き、状態を予測する ・適切な観察とアセスメント ・対応に必要な人と物品の要請 ・役割分担を指示し、遂行状況確認 ・医師にSBARを使って報告する

シミュレーションセッション実施中のファシリテータのかかわり・留意点	備考
●新人看護師の慌てた様子のナースコールからシミュレーション開始 ●学習者がどのように思考し、行動しても見守る ●学習者が戸惑ってしまい、何もできない状況に陥ったら、「何かできることはありますか」「リーダーとして新人に指示を出してあげてください」などと次の行動を促す ●助言をしても緊張や困惑で動けないようであれば、報告まで進まなくても、その場でシミュレーションを終了し、デブリーフィングで振り返る ●新人と学習者で対応し、応援の看護師を呼ばなくても見守る ●シミュレータで設定できない表情や末梢冷感などは、学習者が見ていると言ったら、ファシリテータが状態を口頭で提示する ●マンシェットを巻いたら、ファシリテータが血圧の値を告げる。それ以外はシミュレータに設定し、実施する（シミュレータを使用しない、または設定できない状態などは、学習者が行動を行ったら、すぐにファシリテータが値を提示する） ●新人や応援者に指示を出しながら一連の対応ができたら、対応はいったん終了させ、医師を登場させて、報告の場面に切り替える ●報告が終了した時点でシミュレーション終了。5分経過していなくても終了する	〈学習者が応援を要請した時の指示〉 1) 新人看護師のナースコールがあった時点で学習者が応援を要請した場合には、応援者とともにベッドサイドに行ってもらい、応援者はそこで学習者の指示にしたがうように、打ち合わせておく 2) まず、学習者が単独で行ってベッドサイドで観察してからの応援要請となった場合には、応援要請から30秒ほど時間をおいて、応援者が駆けつけるように打ち合わせておく

付録

この評価表は Center for Medical Simulation で研究、開発された。

Debriefing Assessment for Simulation in Healthcare (DASH) Instructor Version©

Directions: Please provide a self-assessment of your performance for the introduction and debriefing in this simulation-based exercise. Use the following rating scale to give a score to each of the six "Elements." For each Element, component Behaviors are given that would indicate positive performance in that Element. Do your best to rate your **overall effectiveness for the whole Element** guided by the Behaviors that define it. If a listed Behavior is not applicable (e.g. how you handled upset people if no one got upset), just ignore it and don't let that influence your evaluation. You may have done some things well and some things not so well within each Element. The Element rating is your **overall** impression of how well you executed that particular Element.

Element 1 assesses the introduction at the beginning of the simulation-based exercise. Elements 2 through 6 assess the debriefing.

Rating Scale

Rating	1	2	3	4	5	6	7
Descriptor	**Extremely Ineffective / Detrimental**	Consistently Ineffective / Very Poor	Mostly Ineffective / Poor	Somewhat Effective / Average	Mostly Effective / Good	Consistently Effective / Very Good	**Extremely Effective / Outstanding**

Skip this element if you did not conduct an introduction.

Element 1
I set the stage for an engaging learning experience

Rating Element 1 _____

- I introduced myself, described the simulation environment, what would be expected during the activity, and introduced the learning objectives, and clarified issues of confidentiality
- I explained the strengths and weaknesses of the simulation and what the participants could do to get the most out of simulated clinical experiences
- I attended to logistical details as necessary such as toilet location, food availability and schedule
- I stimulated the participants to share their thoughts and questions about the upcoming simulation and debriefing and reassured them that they wouldn't be shamed or humiliated in the process

Element 2
I maintained an engaging context for learning

Rating Element 2 _____

- I clarified the purpose of the debriefing, what was expected of the participants, and my role (as the instructor) in the debriefing
- I acknowledged concerns about realism and helped the participants learn even though the case(s) were simulated
- I showed respect towards the participants
- I ensured the focus was on learning and not on making people feel bad about making mistakes
- I empowered participants to share thoughts and emotions without fear of being shamed or humiliated

Center for Medical Simulation, Boston, MA 02129, www.harvardmedsim.org<http://www.harvardmedsim.org/www.harvardmedsim.org> .

Permission is granted for you to use the Debriefing for Simulation in Healthcare© (DASH©) instrument in your simulation program. As a condition of granting permission to use the DASH©, we request that you provide CMS copies of articles, abstracts or reports you publish using the DASH© so that we may keep others up to date on how the DASH© is being used. Please send citation and a copy of the article to **DASH@harvardmedsim.org**

Element 3	Rating Element 3
I structured the debriefing in an organized way	_____

- I guided the conversation such that it progressed logically rather than jumping around from point to point
- Near the beginning of the debriefing, I encouraged participants to share their genuine reactions to the case(s) and I took their remarks seriously
- In the middle, I helped the participants analyze actions and thought processes as we reviewed the case(s)
- At the end of the debriefing, there was a summary phase where I helped tie observations together and relate the case(s) to ways the participants could improve their future clinical practice

Element 4	Rating Element 4
I provoked in-depth discussions that led them to reflect on their performance	_____

- I used concrete examples—not just abstract or generalized comments—to get participants to think about their performance
- My point of view was clear; I didn't force participants to guess what I was thinking
- I listened and made people feel heard by trying to include everyone, paraphrasing, and using non-verbal actions like eye contact and nodding etc
- I used video or recorded data to support analysis and learning
- If someone got upset during the debriefing, I was respectful and constructive in trying to help them deal with it

Element 5	Rating Element 5
I identified what they did well or poorly – and why	_____

- I provided concrete feedback to participants on their performance or that of the team based on accurate statements of fact and my honest point of view
- I helped explore what participants were thinking or trying to accomplish at key moments

Element 6	Rating Element 6
I helped them see how to improve or how to sustain good performance	_____

- I helped participants learn how to improve weak areas or how to repeat good performance
- I was knowledgeable and used that knowledge to help participants see how to perform well in the future
- I made sure we covered the most important topics

Copyright, Simon R, Raemer DB, Rudolph JW. Debriefing Assessment for Simulation in Healthcare© - Instructor Version, Short Form. Cambridge, MA Center for Medical Simulation, 2011. Found at http://www.harvardmedsim.org/debriefing-assesment-simulation-healthcare.php

Debriefing Assessment for Simulation in Healthcare (DASH) Student Version©

Directions: Please summarize your impression of the introduction and debriefing in this simulation-based exercise. Use the following scale to rate each of six "Elements." Each Element comprises specific instructor behaviors, described below. If a listed behavior is impossible to assess (e.g., how the instructor(s) handled upset people if no one got upset), don't let that influence your evaluation. The instructor(s) may do some things well and some things not so well within each Element. Do your best to rate the *overall effectiveness* **for the whole Element** guided by your observation of the individual behaviors that define it.

Rating Scale

Rating	1	2	3	4	5	6	7
Descriptor	**Extremely Ineffective / Detrimental**	Consistently Ineffective / Very Poor	Mostly Ineffective / Poor	Somewhat Effective / Average	Mostly Effective / Good	Consistently Effective / Very Good	**Extremely Effective / Outstanding**

Element 1 assesses the introduction at the beginning of a simulation-based exercise.
Skip this element if you did not participate in the introduction.
If there was no introduction and you felt one was needed to orient you, your rating should reflect this.

Element 1
The instructor set the stage for an engaging learning experience.

Overall Rating Element 1

_____

- The instructor introduced him/herself, described the simulation environment, what would be expected during the activity, and introduced the learning objectives.
- The instructor explained the strengths and weaknesses of the simulation and what I could do to get the most out of simulated clinical experiences.
- The instructor attended to logistical details as necessary such as toilet location, food availability, schedule.
- The instructor made me feel stimulated to share my thoughts and questions about the upcoming simulation and debriefing and reassured me that I wouldn't be shamed or humiliated in the process.

Elements 2 through 6 assess a debriefing.

Element 2
The instructor maintained an engaging context for learning.

Overall Rating Element 2

_____

- The instructor clarified the purpose of the debriefing, what was expected of me, and the instructor's role in the debriefing.
- The instructor acknowledged concerns about realism and helped me learn even though the case(s) were simulated.
- I felt that the instructor respected participants.
- The focus was on learning and not on making people feel bad about making mistakes.
- Participants could share thoughts and emotions without fear of being shamed or humiliated.

Element 3	Overall Rating Element 3
The instructor structured the debriefing in an organized way.	_____

- The conversation progressed logically rather than jumping around from point to point.
- Near the beginning of the debriefing, I was encouraged to share my genuine reactions to the case(s) and the instructor seemed to take my remarks seriously.
- In the middle, the instructor helped me analyze actions and thought processes as we reviewed the case(s).
- At the end of the debriefing, there was a summary phase where the instructor helped tie observations together and relate the case(s) to ways I can improve my future clinical practice.

Element 4	Overall Rating Element 4
The instructor provoked in-depth discussions that led me to reflect on my performance.	_____

- The instructor used concrete examples—not just abstract or generalized comments—to get me to think about my performance.
- The instructor's point of view was clear; I didn't have to guess what the instructor was thinking.
- The instructor listened and made people feel heard by trying to include everyone, paraphrasing, and using non verbal actions like eye contact and nodding, etc.
- The instructor used video or recorded data to support analysis and learning.
- If someone got upset during the debriefing, the instructor was respectful and constructive in trying to help them deal with it.

Element 5	Overall Rating Element 5
The instructor identified what I did well or poorly – and why.	_____

- I received concrete feedback on my performance or that of my team based on the instructor's honest and accurate view.
- The instructor helped explore what I was thinking or trying to accomplish at key moments.

Element 6	Overall Rating Element 6
The instructor helped me see how to improve or how to sustain good performance	_____

- The instructor helped me learn how to improve weak areas or how to repeat good performance.
- The instructor was knowledgeable and used that knowledge to help me see how to perform well in the future.
- The instructor made sure we covered important topics.

Copyright, Simon R, Raemer DB, Rudolph JW. Debriefing Assessment for Simulation in Healthcare© - Student Version, Short Form. Cambridge, MA Center for Medical Simulation, 2010. Found at http://www.harvardmedsim.org/debriefing-assesment-simulation-healthcare.php

あとがき

　2006年4月、東京医科大学病院卒後臨床研修センター、クリニカルシミュレーションラボの管理者としての勤務が筆者とシミュレーション教育の出合いであった。それから8年が経つ。

　当時、わが国では、医学教育でのOSCEの導入、新医師臨床研修制度の導入などでシミュレーション教育が始まったばかりであった。
多くの施設が高価なシミュレータを購入したものの、それらを利用するのは年に1度か2度、研修医のオリエンテーションや学生のOSCEでの利用に限って、という状況であった。普段のラボは閑散とし、シミュレータはケースに収められたままであった。

　ラボの管理者としての筆者の初仕事は「シミュレーション教育とは何ぞや」を独学で学ぶこと、シミュレータと教育に必要となる医療機器や医療材料を整備することであった。この整備には1年余りを費やした。日々、誰も訪れないラボでひとり黙々と作業をしたことが懐かしい。ラボの整備とともに関係各部署への広報と連携依頼に奔走した。

　その合間を縫って、医科の学生や研修医に、筆者が教えられる技術を少しずつシミュレーションで教え、その活動が波紋のように院内へ、そして院外へ、医学教育から看護教育、そのほかの職種の教育へと広がっていった。そして、わが国最大・最新鋭の「おきな

わクリニカルシミュレーションセンター」開設スタッフに招いていただき、現在がある。

　本書は、筆者が8年間で培ってきたことをまとめたものである。まだまだ進化し続けて、学び続けて、内容も改めていかなければならない可能性のある書であることをお伝えしたい。今後も皆様のご指導を賜りつつ歩みを進めたいと思っている。

　本書ができあがるまでに多くの方々の支援をいただいた。とくに私をラボの管理者として起用してくださった当時の東京医科大学病院卒後臨床研修センター長・山科章先生、論文指導で手厚く指導をしてくださった2代目センター長・坪井良治先生、あらゆるシミュレーション学習を支援してくださった同センターの事務スタッフ、そして、私のもっとも身近にいて、シナリオ作成、トレーニング、ワークショップ、執筆、研究など多岐にわたって支え続けてくださった奥川麻美看護師、冷水育看護師、髙橋聖子看護師には、言葉では表せないほどの感謝の念でいっぱいである。また、執筆締切を1年もすぎての脱稿となったのにもかかわらず、根気よく待ち、応援してくださった医学書院の小齋愛さんにも感謝したい。

　本書が読者の皆様のシミュレーション教育に少しでもお役に立てることを願います。

　　　　　　　　　　　　　　　　　　　　　　　　　　　　　　阿部幸恵

索引

数・欧文

9教授法，ガニエの……72, 87
ADDIE モデル……71
ARCS+V モデル，ケラーの……75, 87, 89
Articulation……82
Coaching……82, 111
Cognitive apprenticeship……79
Crew Resource Management, CRM……31, 32, 38
CRM……38
Cueing……111
Debriefing Assessment for Simulation in Healthcare（DASH©）……106, 190
Exploration……82
Fidelity……31, 95
GAS モデル……117
High Fidelity……95
High-fidelity シミュレーション……37
High-fidelity シミュレータ……34
ID，インストラクショナルデザイン……71
ID 美学の第一原理，パリッシュの……76
INACSL……36
Instructional Design……71
Low Fidelity……96
Low-fidelity シミュレーション……31
Medium Fidelity……95
Modeling……82
NCSBN……33, 35
NLN……32
OSCE……58
Patient Safety and Simulation……3
Plus/Delta……116
Prompting……111
Reflection……82
reflection for action……82
reflection in action……81
reflection on action……82
reflective practitioner……81
Scaffolding……82
sim tiki……129
Simulated Patient……121, 122
SIRC……36
SP……121
SSH……36
Standardized Patient……121, 122
Teaching……111
WISER……129

あ行

アイスブレーキング……110
アウトカム，医学シミュレーション教育の……42
足場づくり……82
アルゴリズム・ベースド・トレーニング……58, 62, 87, 88, 132
アンドラゴジー……70
医学シミュレーション教育のアウトカム……42
インストラクショナルデザイン（ID）……71, 88
──理論……87
インストラクションの第一原理……74
──，メリルの……74
インストラクター……121
──養成……44
エキスパートの条件，エリクソンの……78
エリクソン……78
おきなわクリニカルシミュレーションセンター……129
オペラント条件づけ……72
オペレータ……121

か行

カークパトリックモデル……42, 43
改正カリキュラム……12
学習環境……95
学習経験の要因モデル……76, 77
学習支援型教育……57
学習者中心の教育……16, 57, 65, 66
学習者に対する評価……105
学習者による主体的学習……65
学習者の選定……88
学習者のレディネス……26, 28, 87, 89
学習のピラミッド……19
学習プロセス……16, 17

学習への動機づけ⋯⋯⋯⋯⋯71
学習方略⋯⋯⋯⋯⋯13, 17, 18, 24
学習目標の設定⋯⋯⋯⋯⋯⋯89
ガニエ⋯⋯⋯⋯⋯⋯⋯⋯72, 87
　　── の 9 教授法⋯⋯⋯⋯72
看護基礎教育における改革⋯⋯11
看護基礎教育におけるシミュレーション教育の導入⋯⋯22, 25
看護基礎教育の充実に関する検討会報告書⋯⋯⋯⋯⋯⋯⋯21
看護師のプロフェッショナリズム⋯⋯⋯⋯⋯⋯⋯⋯⋯⋯6, 7
看護臨床におけるシミュレーション教育導入例⋯⋯⋯⋯29
完全習得学習理論，ブルームの⋯⋯⋯⋯⋯⋯⋯⋯⋯⋯⋯105
疑似体験⋯⋯⋯⋯⋯⋯⋯⋯26
技術修得の一連の流れ⋯⋯⋯3
キューイング⋯⋯⋯⋯⋯⋯111
狭心症発作への対応（シナリオ）⋯⋯⋯⋯⋯⋯⋯⋯⋯⋯179
クモ膜下出血への対応（シナリオ）⋯⋯⋯⋯⋯⋯⋯⋯185
クリニカルシミュレーションラボ⋯⋯⋯⋯⋯⋯⋯⋯⋯⋯129
経験学習モデル⋯⋯⋯⋯68, 69
経験学習理論，コルブの⋯68, 102
経験主義⋯⋯⋯⋯⋯⋯⋯66, 67
経験主義的教授理論，デューイの⋯⋯⋯⋯⋯⋯⋯⋯65
経験の円錐⋯⋯⋯⋯⋯⋯⋯19
形成的評価⋯⋯⋯⋯58, 103, 105
血圧測定（シナリオ）⋯⋯⋯143
ケラー⋯⋯⋯⋯⋯⋯⋯⋯⋯75
　　── の ARCS+V モデル
⋯⋯⋯⋯⋯⋯⋯⋯⋯⋯75, 89
検温トレーニング（シナリオ）⋯173
行為に基づいた省察⋯⋯⋯⋯81
行為のための省察⋯⋯⋯⋯⋯82
行為のなかの省察⋯⋯⋯⋯⋯81
高機能シミュレータ⋯⋯37, 125
構成主義⋯⋯⋯⋯⋯⋯⋯73, 74
　　── に基づく学習理論⋯73

高等教育のユニバーサル化
⋯⋯⋯⋯⋯⋯⋯⋯⋯⋯⋯15
コーチング⋯⋯⋯⋯⋯82, 111
国家試験対策シミュレーション⋯25
コルブ⋯⋯⋯⋯⋯⋯⋯⋯⋯68
　　── の経験学習理論⋯68, 102

さ行

坐薬挿入後の排泄介助（シナリオ）⋯⋯⋯⋯⋯⋯⋯⋯⋯167
事前学習⋯⋯⋯⋯⋯⋯⋯⋯94
事前準備⋯⋯⋯⋯⋯⋯⋯110
シチュエーション・ベースド・トレーニング
⋯⋯⋯⋯25, 63, 87, 88, 89, 90, 132
実験学校⋯⋯⋯⋯⋯⋯⋯⋯67
指導者に対する評価⋯⋯⋯106
指導者に求められるスキル⋯109
指導者の支援方法⋯⋯⋯⋯98
指導者の役割⋯⋯⋯⋯⋯⋯98
指導者の役割分担⋯⋯⋯⋯100
指導者（ファシリテータ）の役割分担シート⋯⋯⋯⋯87, 101
指導者養成⋯⋯⋯⋯⋯28, 30
指導方法，具体的な⋯⋯⋯109
シナリオ⋯⋯⋯26, 28, 35, 86
　　──（狭心症発作への対応）⋯179
　　──（クモ膜下出血への対応）⋯185
　　──（血圧測定）⋯⋯⋯143
　　──（検温トレーニング）⋯173
　　──（坐薬挿入後の排泄介助）⋯⋯⋯⋯⋯⋯⋯⋯⋯167
　　──（ショックの認知と対応）⋯⋯⋯⋯⋯⋯⋯⋯⋯155
　　──（喘息発作への対応）⋯161
　　──（点滴投与患者の移送）⋯149
　　── アウトライン⋯⋯⋯91
　　── 作成時に参照すべき教育理論⋯⋯⋯⋯⋯⋯⋯⋯⋯87
　　── 作成の流れ⋯⋯⋯⋯88
　　── デザインシート⋯87, 90
　　── デザインの作成⋯⋯89

　　── の構成要素⋯⋯⋯⋯87
　　── の作成方法⋯⋯⋯⋯86
　　── のテストラン⋯⋯⋯108
シミュレーションアウトライン
⋯⋯⋯⋯⋯⋯⋯⋯⋯87, 111
　　── シート⋯87, 91, 92, 99, 111
シミュレーション教育
　　── の一連の流れ⋯⋯⋯61
　　── の構造⋯⋯⋯⋯⋯62
　　── の定義⋯⋯⋯⋯⋯56
　　── の利点と限界⋯⋯⋯58
シミュレーションセッション
⋯⋯⋯⋯⋯⋯⋯⋯⋯61, 111
シミュレーションセンター⋯129
　　── の管理・運営⋯⋯⋯44
　　── の管理・運営システム⋯36
シミュレータ⋯⋯⋯⋯123, 124
　　── 使用時の留意点⋯⋯128
　　── の運用と管理⋯⋯⋯126
主体的学習，学習者による⋯65
状況に埋め込まれた訓練⋯⋯79
省察的実践家⋯⋯⋯⋯81, 102
ショーンの省察的実践家⋯81, 102
ショックの認知と対応（シナリオ）
⋯⋯⋯⋯⋯⋯⋯⋯⋯⋯155
新人看護職員研修⋯⋯⋯14, 27
　　── ガイドライン⋯⋯14, 22
診断的評価⋯⋯⋯⋯⋯103, 105
スキナー⋯⋯⋯⋯⋯⋯⋯⋯72
スキルスラボ⋯⋯⋯⋯⋯⋯129
スケール型評価表⋯⋯105, 106
成人学習理論，ノールズの
⋯⋯⋯⋯⋯⋯⋯⋯⋯⋯⋯70
成人教育⋯⋯⋯⋯⋯⋯⋯⋯70
正統的周辺参加⋯⋯⋯⋯⋯79
設営シート⋯⋯⋯⋯87, 96, 97
喘息発作への対応（シナリオ）⋯161
総括的評価⋯⋯⋯⋯58, 103, 105
ソクラテスの問答法（産婆術）⋯83
卒後教育における改革⋯⋯⋯13
卒後教育におけるシミュレーション教育の導入⋯⋯⋯⋯27

た行

タキソノミー，ブルームの……72, 89
タスク・トレーニング……25, 62, 87, 88, 132
チェックリスト型評価表……105, 106
中機能シミュレータ……124
忠実度……95
ティーチング……111
低機能シミュレータ……123
ディレクター……121
デール……19
　── の経験の円錐……19
テストラン，シナリオの……26
デブリーファ……102, 121
デブリーフィング……102, 112
　── ガイドシート……87, 102
　── 技法，構造化された……114, 116
　── チェック表……107
　── とフィードバック……112
　── に活かす認知的従弟制……82
　── の構造，効果的な……113
デブリーフィングセッション（振り返り）……61, 81, 82, 83, 101, 112
　── における指導のコツ……114
デューイ……65, 81
　── の経験主義的教授理論……65
点滴投与患者の移送（シナリオ）……149
動機づけ，学習への……71
トロウ……15

な行

認知的従弟制……79, 82
ネガティブフィードバック……113
能動的学習方略……17, 18
能動的な学習……74
ノールズの成人学習理論……70

は行

ハイブリッド方式……122, 123
波多野完治……20
パリッシュ……76
　── のID美学の第一原理……76
　── の学習経験の要因モデル……77
反省的思考……66, 68
ピアジェ……20, 72
必要となる人材……120, 121
評価，学習者に対する……105
評価，指導者に対する……106
評価方法……103
ファシリテータ……121
　── のかかわり……99
ファシリテータ（指導者）の役割分担シート……87, 101
フィードバック……112
物品シート……87, 96, 97
プラス／デルタ……116
ブリーフィング（導入）……98, 110
ブリーフィングセッション（導入）……61, 98
ブルーム……72
　── の完全習得学習理論……105
　── のタキソノミー……72
プログラマー……121
プロフェッショナリズム……6, 9
　──，看護師の……6, 7
プロンプティング……111
ペダゴジー……70
ベナー……27
ポジティブフィードバック……113

ま行

メリルのインストラクションの第一原理……74
模擬患者……37, 120, 121
モデリング……82
問題解決型学習……17, 18, 66, 67, 71
問答法（産婆術），ソクラテスの……83

や行

薬学教育……46
ユニバーサル化，高等教育の……15
ユニバーサル段階……10

ら行

ラボマネジャー……121
ランニングコスト……127
リフレクション……82
レディネス……10, 71
　──，学習者の……26, 28, 87, 89
録画ビデオの活用……115